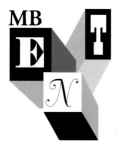

編集企画にあたって……

　果物を食べた直後に口やのどが痒くなり腫れぼったくなる果物アレルギーを起こす方の中に，花粉症から誘発されるものがあります．これは花粉抗原に含まれるタンパクと果物中のタンパクに共通した部分（交差抗原）がある際に起こるアレルギーの一種です．アレルギー反応が主に口の中だけにとどまる場合が多いため口腔アレルギー症候群と呼ばれております．一般的な食物アレルギーは主に腸管粘膜において起こる即時型，遅発型，遅延型アレルギーでありますが，口腔アレルギー症候群は口腔粘膜を主体とする即時型アレルギー反応です．

　札幌での調査ではシラカバ花粉症の約半数近くに口腔アレルギー症候群の合併が認められました．シラカバのみならず，オオバヤシャブシやハンノキなどのカバノキ科花粉症においても同様な機序で本疾患の合併が多くなります．カバノキ科以外の花粉症でも口腔アレルギー症候群は合併しますが合併頻度は下がります．シラカバは北海道では全域に分布しておりますが，本州では高地の山間部に限定される地域が多いです．オオバヤシャブシは本州の太平洋側に多く自生し海岸近い地帯に分布しますが，シラカバと同様に荒れ地でもよく育つために都市近郊で砂防用に植栽されており大量植樹された六甲山近郊では重要な花粉抗原であります．ハンノキは原野の多い落葉高木で，北は北海道から南は九州まで広く分布します．このように口腔アレルギー症候群は，北海道に限定された疾患ではなく日本各地で認められうる病態であり，日本全国の耳鼻咽喉科診療の場でも念頭におくべき病態であると考えられます．

　このような口腔アレルギー症候群を企画編集するにあたり，耳鼻咽喉科医に有用と思われる10項目を選定しました．臨床と基礎の両面にわたり診断と治療に有用な内容を幅広い専門領域のエキスパートの先生に依頼しました．特に耳鼻咽喉科以外を専門とする5名の先生に最新の内容を執筆していただきましたが，いずれも私の知らない内容が盛りだくさんで私自身大変勉強になりました．本特集が，若い耳鼻咽喉科の先生のみならず臨床経験豊富な先生方にもお役に立てれば幸いです．

2020年12月

白崎英明

KEY WORDS INDEX

和　文

あ行
アナフィラキシー　*13,45,71*
アレルギー既往歴　*7*
OAS抗原　*29*
OAS症状　*29*
OAS食物　*29*
オマリズマブ　*71*

か行
カバノキ　*62*
花粉症症状　*7*
花粉-食物アレルギー症候群
　　　　　　　　7,13,45,51
花粉-食物関連アレルギー　*71*
空中花粉抗原　*45*
果物　*21*
クラスＩチキナーゼ　*37*
経皮感作　*1*
口腔アレルギー症候群
　　　1,7,13,21,29,45,71
交差反応性　*37*

さ行
ジベレリン制御タンパク　*13*
上皮細胞　*1*
シラカバ花粉　*21*
性差　*7*
舌下免疫療法　*62*

た・な行
多重感作　*29*
地域性　*29*
糖鎖抗原　*51*
豆乳　*21*
２型自然リンパ球　*1*

は・ま行
ハンノキ花粉　*45*
Ｂｅｔ ｖ１ホモログ　*51*
皮下免疫療法　*62*
プロフィリン　*13,51*

ヘベイン　*37*
免疫療法　*71*

や・ら行
薬物療法　*71*
野菜　*21*
ラテックスアレルギー　*37*
ラテックス-フルーツ症候群　*37*
リコンビナントタンパク質　*62*
リンゴアレルギー　*62*
臨床像　*7*
濾胞ヘルパーＴ細胞　*1*

欧　文

A
airborne pollen antigen　*45*
alder pollen　*45*
anaphylaxes　*45*
anaphylaxis　*13,71*
apple allergy　*62*

B・C
birch　*62*
birch pollen　*21*
CCD　*51*
class I chitinase　*37*
clinical characteristics　*7*
cross-reactivity　*37*

D・E・F
drug therapy　*71*
epicutaneous sensitization　*1*
epithelial cell　*1*
fruit　*21*

G
gender difference　*7*
gibberellin-regulated protein
　　　　　　　　　　　　　　13
group 2 innate lymphoid cell　*1*
GRP　*51*

H・I
Hev b 6.02　*37*
hevein　*37*
immunotherapy　*71*

L
latex allergy　*37*
latex-fruit syndrome　*37*
LTP　*51*

O
OAS　*13,45,71*
OAS antigen　*29*
OAS foods　*29*
OAS symptoms　*29*
omalizumab　*71*
oral allergy syndrome
　　　　　1,7,13,21,29,71

P
past history of allergic diseases
　　　　　　　　　　　　　　7
PFAS　*13,45,51,71*
pollen-food allergy syndrome
　　　　　　　　　　7,13,71
pollinosis symptoms　*7*
polysensitization　*29*
PR-10　*13*
profilin　*13,51*

R・S
recombinant protein　*62*
regional characteristics　*29*
SCIT　*62*
SLIT　*62*
soy milk　*21*
SQ tree SLIT　*62*
subcutaneous immunotherapy
　　　　　　　　　　　　　　62
sublingual immunotherapy　*62*

T・V
T follicular helper cell　*1*
vegetable　*21*

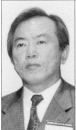

朝倉　光司
（あさくら　こうじ）

1976年	札幌医科大学卒業
1980年	同大学大学院修了
1981年	同大学耳鼻咽喉科，講師
1987年	同，助教授
1998年	市立室蘭総合病院耳鼻咽喉科，部長
2015年	ベウレ耳鼻咽喉科，院長

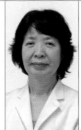

岸川　禮子
（きしかわ　れいこ）

1979年	弘前大学卒業 国立療養所南福岡病院研修医
1981年	国立療養所南福岡病院医員
1987〜89年	京都大学胸部疾患研究所研修 学位取得（論文博士）
1992年	国立療養所南福岡病院，内科医長
1997年	同，アレルギー科医長
2002〜2003年	休職・UTMB（米国テキサス大学医学部分校）研修
2003年	国立療養所南福岡病院（2004年より NHO 福岡病院）アレルギー科，医長（現在に至る）
2019年	退職，非常勤医師 NHO 福岡病院アレルギーセンター顧問（現在に至る）

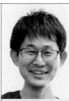

鈴木　正宣
（すずき　まさのぶ）

2005年	北海道大学卒業
2015年	同大学大学院医学研究科博士課程修了
2016〜17年	豪アデレード大学耳鼻咽喉科，訪問研究員
2017年	北海道大学病院耳鼻咽喉科
2018年	同，助教
2019年	同大学大学院医学研究院耳鼻咽喉科・頭頸部外科学教室，助教

猪又　直子
（いのまた　なおこ）

1994年	浜松医科大学卒業 神奈川県立こども医療センター研修
1996年	同センターアレルギー科
1997年	横浜市立大学皮膚科入局
2000年	同，助手
2001〜03年	理化学研究所免疫・アレルギー科学総合研究センターアレルギー遺伝子研究ユニット，研究員（兼任）
2006年	横浜市立大学皮膚科，准教授
2020年	米国テキサス大学リサーチフェロー（兼任）

近藤　康人
（こんどう　やすと）

1987年	藤田学園保健衛生大学卒業
1993年	同大学院医学研究科修了（医学博士）
1994年	デンマーク ALK 研究所留学
1995年	米国 FDA 留学
1997年	藤田保健衛生大学小児科，講師
2002年	米国テキサス大学留学
2005年	藤田保健衛生大学小児科，准教授
2014年	同大学坂文種報德會病院（18年より藤田医科大学ばんたね病院），教授/同病院アレルギーセンター，副センター長
2017年	同病院小児科，教授/同大学（18年より藤田医科大学）総合アレルギーセンター，副センター長

矢上　晶子
（やがみ　あきこ）

1996年	藤田保健衛生大学卒業 同大学皮膚科入局（研修医）
2002年	同大学大学院修了 同大学皮膚科，助手
2004年	同，講師
2007〜09年	国立成育医療センター免疫アレルギー研究所（現，国立成育医療研究センター），研究員
2011年	藤田保健衛生大学皮膚科，准教授
2016年	同，臨床教授
2017年	同大学坂文種報德會病院（現，藤田医科大学ばんたね病院）総合アレルギー科，教授

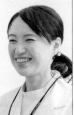

大澤　陽子
（おおさわ　ようこ）

1998年	福井医科大学（現，福井大学）卒業
2000年	真生会富山病院
2006年	福井大学医学部博士課程修了
2009年	公立丹南病院耳鼻咽喉科，科長
2014年	福井赤十字病院耳鼻咽喉科，副部長
2018年	同病院，部長

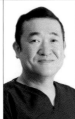

白崎　英明
（しらさき　ひであき）

1986年	札幌医科大学卒業 同大学耳鼻咽喉科入局
1990年	同大学大学院修了
1991〜93年	英国ロンドン大学国立心肺研究所（PJ Barnes 教授）留学
1998年	札幌医科大学耳鼻咽喉科，講師
2008年	同，准教授
2019年	北円山耳鼻咽喉科アレルギークリニック，院長

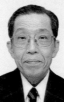

山本　哲夫
（やまもと　てつお）

1980年	鳥取大学卒業 同大学耳鼻咽喉科入局
1983年	鳥取日赤病院耳鼻咽喉科
1986年	江津済生会病院耳鼻咽喉科
1988年	札幌医科大学耳鼻咽喉科入局
1990年	札幌 JR 病院耳鼻咽喉科，主任医長
1995年	やまもと耳鼻咽喉科，院長

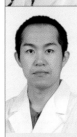

亀倉　隆太
（かめくら　りゅうた）

2003年	札幌医科大学卒業 同大学耳鼻咽喉科入局
2004年	KKR 札幌医療センター斗南病院耳鼻咽喉科
2009年	札幌医科大学大学院修了 同大学附属病院耳鼻咽喉科
2011〜13年	米国エモリー大学留学
2014年	札幌医科大学医学部附属フロンティア医学研究所免疫制御医学部門，助教/同大学耳鼻咽喉科，兼務助教
2017年	同大学医学部附属フロンティア医学研究所免疫制御医学部門，講師/同大学耳鼻咽喉科，兼務講師

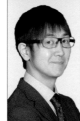

杉浦　至郎
（すぎうら　しろう）

2003年	三重大学卒業 淀川キリスト教病院，研修医
2005年	神奈川県立こども医療センター小児総合研修医
2007年	豊橋市民病院小児科
2009年	京都大学医学研究科社会健康医学系専攻（MCR コース：MPH 取得） 修了後，医療経済学教室研究生（2016年まで；2017年博士（医学）取得）
2010年	豊橋市民病院小児科
2013年	あいち小児保健医療総合センターアレルギー科
2018年	米国ハーバード大学公衆衛生大学院，Takemi Fellow
2019年	あいち小児保健医療総合センター保健室，兼アレルギー科

WRITERS FILE ライターズファイル（50音順）

CONTENTS

口腔アレルギー症候群
―診断と治療―

口腔アレルギー症候群の発症機序 ………………………………………………… 亀倉　隆太　　**1**

口腔アレルギー症候群を含む食物アレルギーの発症機序に関して，経皮感作との関連性やアレルギーの病態に関与する上皮細胞，2型自然リンパ球，濾胞ヘルパー T 細胞の役割について概説した.

口腔アレルギー症候群の臨床像 …………………………………………………… 大澤　陽子　　**7**

本邦の口腔アレルギー症候群の臨床像の特徴として，シラカンバ花粉・ハンノキ花粉・オオアワガエリ花粉の関係する花粉–食物アレルギー症候群が多い.

口腔アレルギー症候群：診断の進め方 …………………………………………… 猪又　直子　　**13**

OAS の診断では，その大半を占める花粉–食物アレルギー症候群のアレルゲンの特徴およびプリックテストやアレルゲンコンポーネント検査の活用法を理解することが大切である.

口腔アレルギー症候群：シラカバ(カバノキ科)花粉症に伴うもの ……… 山本　哲夫ほか　　**21**

シラカバ(カバノキ科)花粉症は半数程度にバラ科果物などの OAS を伴い，シラカバの感作の強さと OAS の有症率は比例する. 果物は加熱で通常摂取可能であるが，豆乳は例外である.

口腔アレルギー症候群：カバノキ科以外の花粉症に伴うもの ………… 朝倉　光司ほか　　**29**

カバノキ科以外の花粉症に関連した OAS について，①原因抗原，②原因食物，③OAS 症状，④地域特性，⑤polysensitization について述べた.

編集企画／白崎英明
北円山耳鼻咽喉科
アレルギークリニック院長

Monthly Book ENTONI　No. 254/2021. 2　目次

編集主幹／小林俊光　曾根三千彦

ラテックス-フルーツ症候群 ………………………………………… 矢上　晶子　**37**

ゴム手袋やゴム風船など天然ゴムラテックス製品に含まれるラテックスタンパク質と野菜や果物に含まれるタンパク質との交差反応性に基づいて発症するラテックス-フルーツ症候群について紹介する.

花粉症を伴わない果実アレルギー ……………………………… 岸川　禮子ほか　**45**

カバノキ科花粉（ハンノキ）に感作された症例で，花粉症症状に気づいていないでアナフィラキシーなどを主訴とした食物アレルギーについて紹介する.

コンポーネント解析 ……………………………………………… 近藤　康人　**51**

アレルゲンコンポーネントについて概説し，測定意義と活用法についてわかりやすく解説した.

口腔アレルギーに対する免疫療法 ……………………………… 鈴木　正宣ほか　**62**

欧州を中心にリンゴPFSに対する免疫療法が報告されているが，有効性には一定の見解が得られていない．これまでの報告を概説し，近年の分子生物学的検討も紹介する.

口腔アレルギー症候群に対する薬物療法 ……………………… 杉浦　至郎ほか　**71**

口腔アレルギー症候群に対する薬物療法は口腔症状に対しては必要性が低いが，全身症状に対しては必要であり，免疫療法施行時の併用は効果的である可能性がある.

Key Words Index …………………………… 前付2
Writers File ………………………………… 前付3
FAX 専用注文書 …………………………… 79
FAX 住所変更届け ………………………… 80
バックナンバー在庫一覧 ………………… 81
Monthly Book ENTONI 次号予告 ……… 82

【ENTONI®（エントーニ）】
ENTONIとは「ENT」（英語のear, nose and throat：耳鼻咽喉科）にイタリア語の接尾辞 ONE の複数形を表す ONI をつけ，耳鼻咽喉科領域を専門とする人々を示す造語.

イチから知りたい
アレルギー診療
― 領域を超えた総合対策 ―

2014年5月発行！

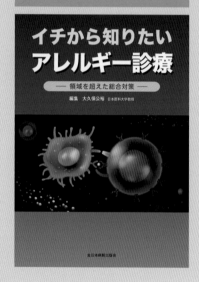

編集　日本医科大学教授　**大久保公裕**
B5判　オールカラー　全172頁　定価5,500円（本体5,000円＋税）

明日からの診療に役立つ
アレルギー診療 "総合" 対策マニュアルの
決定版！！

近年増加しつつあるアレルギー疾患。食物アレルギー、喘息、アトピー性皮膚炎、アレルギー性鼻炎、アレルギー性結膜炎などに対する、横断的な総合対策の必要性が高まっています。本書は、アレルギー診療の基礎から実践的な知識までを網羅。専門領域を超えた総合アレルギー医を目指す耳鼻咽喉科、内科、小児科、呼吸器内科、皮膚科の医師の方はもちろん、実地医療に携わる医師の方、包括的なケアに関わるコメディカルの方々にも手に取っていただきたい1冊です。

CONTENTS

Ⅰ. アレルギー総論
　1　概念、病態、メカニズム
Ⅱ. アレルギー疾患とは
　1　アレルギーマーチの存在
　2　抗原特異的と非特異的
Ⅲ. アレルギー診療の問診・診断のコツ
　1　上気道
　2　下気道
　3　皮膚病変
Ⅳ. アレルギー検査法の実際
　1　アレルギー検査
　2　呼吸機能検査
Ⅴ. ここだけは押さえておきたい
　　アレルギー総合診療から専門医へ
　1　呼吸器内科専門医へ
　2　小児科専門医へ
　3　耳鼻咽喉科専門医へ
　4　眼科専門医へ
　5　皮膚科専門医へ

Ⅵ. 知っておきたい総合診療的アレルギーの知識
　1　成人喘息
　2　小児気管支喘息
　3　アレルギー性鼻炎・花粉症
　4　アレルギー性結膜疾患
　5　蕁麻疹（血管性浮腫）／接触皮膚炎
　6　アトピー性皮膚炎
　7　食物アレルギー
　8　ペットアレルギー
Ⅶ. コメディカルに必要なアレルギー総合知識
　1　保健師、養護教員が見逃してはならないサイン
Ⅷ. アレルギー総合診療とは
　1　日本と海外の相違
　2　これからの総合アレルギー医

トピックス　シダトレン®（スギ花粉舌下液）

 全日本病院出版会　〒113-0033 東京都文京区本郷3-16-4　Tel：03-5689-5989
www.zenniti.com　　　　　　　　　　　　　　　　　　　　　　Fax：03-5689-8030

MB ENT, 254：1-6, 2021

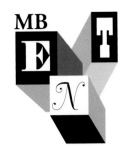

◆特集・口腔アレルギー症候群—診断と治療—

口腔アレルギー症候群の発症機序

亀倉隆太*

Abstract 近年の花粉症の増加に伴い口腔アレルギー症候群(oral allergy syndrome；OAS)は増加傾向にある．OAS は食物アレルギーの一種で，一度発症すると連鎖的に食べることができない食物(特に果物)が増加し，生活の質を悪化させる．近年の臨床・基礎研究の進展により，OAS を含むアレルギー疾患の発症機序に関しては従来の考え方とは異なる新しい知見が相次いで報告されている．現在のところ OAS の治療は原因食品の摂取を避けることが基本であり，根本的な治療法は存在しない．しかしながら，近年のアレルギー疾患の治療法の進歩は著しく，アレルゲン免疫療法が普及し，新規の分子標的治療薬が次々と登場しており，今後さらなる新規治療法の開発が期待される．本稿では OAS の発症機序に関して，最近注目されている経皮感作との関連性やアレルギーの病態に関与する上皮細胞，2 型自然リンパ球，濾胞ヘルパー T 細胞の役割について概説する．

Key words 口腔アレルギー症候群(oral allergy syndrome)，経皮感作(epicutaneous sensitization)，上皮細胞(epithelial cell)，2 型自然リンパ球(group 2 innate lymphoid cell)，濾胞ヘルパー T 細胞(T follicular helper cell)

はじめに

口腔アレルギー症候群(oral allergy syndrome；OAS)は特定の食物の摂取に伴い，その直後から口腔咽頭症状(腫れ，かゆみ，ヒリヒリ感など)が出現する疾患である．OAS はその発症形式から食物アレルギーの一種であると考えられている．本稿では OAS を含む食物アレルギーの分類と免疫学的な発症機序について最新の知見を交えて概説する．

クラス 1 とクラス 2 食物アレルギー

食物アレルギーとは，「食物によって引き起こされる抗原特異的な免疫学的機序を介して生体にとって不利益な症状が惹起される現象」と定義され[1]，食物(抗原)の種類や量，抗原が曝露される経路といった食物(抗原)側の要因や年齢，免疫能，細菌叢，皮膚バリア障害などの個人的要因が関係して抗原の感作が起こり発症すると考えられている[2]．感作の成立する仕組みの違いからクラス 1 とクラス 2 に分類される(表 1)．

1．クラス 1

従来の食物アレルギーであり，原因食物が感作抗原となる．乳児期のアトピー性皮膚炎に合併する食物アレルギーや乳児から成人期までに幅広くみられる即時型症状(蕁麻疹，アナフィラキシーなど)がこれに分類される．特に，乳児期のクラス 1 食物アレルギーの原因として，アトピー性皮膚炎や乳児湿疹に伴う皮膚バリアの障害に伴う経皮感作が近年注目されている[3]．クラス 1 の食物アレルギーでは原因抗原が消化耐性のものが多く，分解されずにそのまま吸収されるため，全身症状を引き起こしやすいと考えられている．原因食物の除去が治療の基本原則であるが，計画的に原因

* Kamekura Ryuta, 〒060-8556 北海道札幌市中央区南 1 条西 17　札幌医科大学医学部附属フロンティア医学研究所免疫制御医学部門，講師／同大学耳鼻咽喉科，兼務講師

表 1. クラス 1 とクラス 2 食物アレルギーの特徴

	クラス 1	クラス 2
臨床型	アトピー性皮膚炎に合併する食物アレルギー(乳児期) 即時型食物アレルギー(乳児期〜成人期)	口腔アレルギー症候群(OAS)
感作成立	感作抗原＝誘発抗原 主に経皮感作	感作抗原≠誘発抗原 経気道・経皮感作(交差反応性)
症状誘発	経口誘発 全身症状	経口誘発 口腔咽頭症状
抗原の特徴	熱や消化酵素に安定(消化耐性) 腸管から吸収	熱や消化酵素に不安定(非消化耐性) 加熱や消化により抗原性が消失

抗原を摂取させ，症状が誘発される閾値量の上昇や脱感作状態を目指す経口免疫療法が現在行われている．

2．クラス 2

クラス 2 は感作抗原(花粉，ラテックスなど)と症状を誘発する抗原(果物や野菜など)が異なる食物アレルギーである．OAS はクラス 2 に分類される．クラス 2 は OAS に代表されるように口腔咽頭症状が中心となる．また，クラス 2 の原因抗原は加熱や消化液に対して不安定で，抗原性が消失するものが多い．そのため原因食物の中には加熱調理すると摂取可能となるものが存在する．近年は疾患概念の明確化のためラテックス-フルーツ症候群や花粉-食物アレルギー症候群(pollen-food allergy syndrome；PFAS)と呼ばれている．代表的な PFAS は，シラカンバやハンノキなどのカバノキ科花粉の感作によるリンゴ，モモ，サクランボなどのバラ科果物アレルギーである．PFAS の主要抗原として pathogenesis-related protein (PR-P)の中の PR-10 とプロフィリンファミリーが知られている．シラカンバ花粉中のコンポーネントアレルゲンである Bet v 1 は PR-10 に，Bet v 2 がプロフィリンに分類される．本邦(北海道)ではシラカンバ花粉症の約 40％に PFAS を合併すると報告されている[4]．PFAS の治療は原因食品の摂取を避けることが基本である．PFAS の根治治療として，感作抗原である花粉を標的としたアレルゲン免疫療法が期待されているが，残念ながらその有効性は確立していないのが現状であり[5)〜7)]，今後 PFAS に対する新規治療法の開発が期待されている．

食物アレルギー発症の免疫学的機序

1．抗原の感作と発症

一般的に食物アレルギーを含むアレルギー疾患において症状が出現する(発症の)前段階として抗原の感作が起こる．感作とはヒトの体内で原因抗原に対する特異的 IgE 抗体が産生されて，組織中の肥満細胞や好塩基球の表面に高親和性 IgE 受容体(FcεRI)を介して結合することで，発症の準備段階と言える．次いで，同じ抗原または交差反応性を持つ抗原が侵入すると，細胞表面に結合した抗原特異的 IgE が架橋されてヒスタミンなどの化学伝達物質が細胞外に放出され症状が誘発される(図 1)．特定の抗原に感作された患者の大部分は発症する(感作・発症群)が，中には血液検査で抗原特異的 IgE 抗体が陽性であるにもかかわらず症状がない患者(感作・未発症群)が存在する．現在のところ，感作・発症群と感作・未発症群の違いについては抗原特異的 IgE 値の違い，2 型ヘルパー T(Th2)細胞や好塩基球の反応性の違いなどが考えられているが結論には至っていない[8]．また，この感作・未発症群の中には，従来行われている粗抗原(組織からの抽出液)を用いた血中抗原特異的 IgE 検査による偽陽性群を含んでいる可能性が考えられる．従来行われている粗抗原を用いた検査では，様々なアレルゲンを含んでおり検査の感度は高いが，実際に原因となる抗原かどうか正確に判断ができないという問題点があった．そこで近年，アレルゲン分子(アレルゲンコンポーネント)に対する特異的 IgE 検査が行われるようになってきており，粗抗原を用いた検査よりも有用である．今後，保険適用となるアレルゲンコン

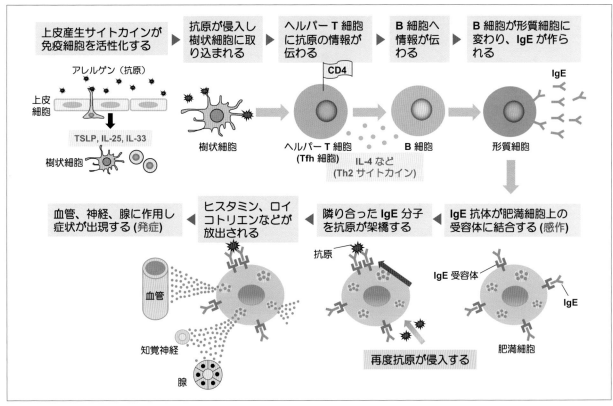

図 1. アレルギー(即時型反応)の起こるしくみ

ポーネント検査の拡大が期待される.

2. 経皮感作と免疫寛容

　食物は本来生体にとって異物であるにもかかわらず，通常食物を経口摂取しても，消化管において免疫反応が起きない．このことを免疫寛容という．この免疫寛容と食物アレルギーの発症との関係は長らく不明であった．食物アレルギーの発症に関しては長くの間，腸管での感作が関与し，妊娠・授乳中の母親やアレルギーのハイリスク児には乳製品や卵白，ピーナッツなどを与えないことが予防に重要と考えられていたが，食物アレルギーの減少には繋がらないという臨床研究が相次いで報告され，この考え方は否定された．2008 年にイギリスの Lack は小児の食物アレルギーの発症について，食物抗原が皮膚を介して感作され発症すること，適切なタイミングと量の食物を経口摂取すると免疫寛容が誘導されるという二重抗原曝露仮説を提唱した[3]．これにより抗原の経皮感作が注目されるようになった．本邦で発生した加水分解コムギ含有石鹸の使用者が小麦アレルギー

を発症した事例は記憶に新しいが，この事例は経皮感作による食物アレルギーの発症を裏付ける重要な疫学的根拠となった．また，石鹸の過度の使用，エアコンによる低湿度環境，環境中のダニ，花粉などに含まれるプロテアーゼの作用，掻破などで皮膚バリアの障害を引き起こすことがあるとされ，食物アレルゲンの経皮感作を誘導している可能性がある[9]．また，この二重抗原曝露仮説は近年の食物アレルギーの予防・治療法の概念の変化に大きな影響を与えており，最近の研究では，原因食物の摂取開始時期を遅らせるより，むしろ離乳時期から早期に経口摂取を開始したほうが予防効果は高いという結果が報告され[10]，食物アレルギーの発症予防の考え方が刷新されてきている．

食物アレルギーの免疫学的発症機序

　近年の臨床・基礎研究の進展により，食物アレルギーを含むアレルギー疾患の発症機序に関して，新しい概念が次々と明らかになってきている．アレルギー疾患の本態は好酸球やリンパ球を

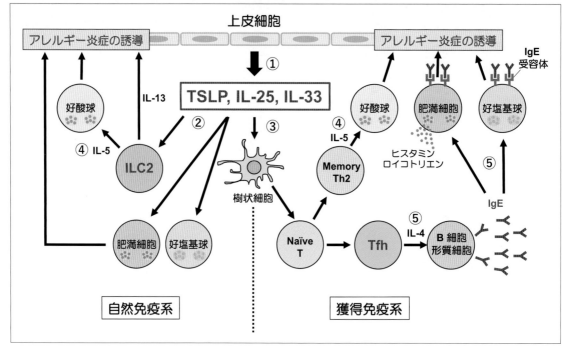

図 2. アレルギーの発症に関与する免疫細胞

① ウイルスやプロテアーゼ活性を持つ抗原，真菌の曝露により，上皮細胞は活性化あるいは傷害を受け，thymic stromal lymphopoietin（TSLP），IL-25，IL-33 を産生，放出する
② TSLP，IL-25，IL-33 は肥満細胞，好塩基球，2 型自然リンパ球（ILC2）を直接活性化する
③ TSLP，IL-25，IL-33 は樹状細胞などの抗原提示細胞を活性化し，ナイーブ T（Naïve T）細胞を Th2 または Tfh 細胞に分化誘導する
④ 結果 ILC2 や memory Th2 細胞から IL-5 や IL-13 が過剰に産生され，アレルギー炎症が誘導される
⑤ Tfh 細胞は B 細胞の形質細胞への分化やそれに続く IgE の産生を誘導し，肥満細胞や好塩基球を介したアレルギー炎症に関与している

中心とする免疫細胞が病変の局所に浸潤して誘導される 2 型炎症である．2 型炎症とはもともとは Th2 細胞が産生する IL-4，IL-5，IL-13 といったサイトカインの産生を主軸とする炎症反応のことを指していたが，最近の研究でそれらのサイトカインは肥満細胞や 2 型自然リンパ球（ILC2）からも産生されることが明らかとなった[11)12]．さらに，近年アレルギー疾患の発症に関与する新しい免疫細胞として上皮細胞，ILC2，濾胞ヘルパー T 細胞が注目されている．それらの免疫細胞はアレルギー疾患のキープレイヤーであると同時に治療標的としても重要である．ここでは OAS を含む食物アレルギーの発症機序を 3 つの免疫細胞に着目して解説する．

1．上皮細胞と上皮産生サイトカイン

最近約 10 年間のアレルギー研究の大きな進展の 1 つとして，上皮細胞がアレルギー疾患の発症に重要な役割を担っていることが認識されるようになったことが挙げられる．それまで物理的バリアとしての機能が中心と考えられていた上皮細胞がウイルスやプロテアーゼ活性を持つ抗原，真菌の曝露により活性化し，傷害を受けることで thymic stromal lymphopoietin（TSLP），IL-25，IL-33 といったサイトカインを産生放出し，直接または間接的にアレルギーの本態である 2 型炎症を誘導することが明らかになった（図 1，2）．これらの上皮産生サイトカインは気管支喘息やアレルギー性鼻炎の気道上皮細胞，アトピー性皮膚炎のケラチノサイトで高発現していることが報告されており[13)14]，樹状細胞などの抗原提示細胞に加えて，ILC2，肥満細胞，好塩基球，好酸球を活性化することができる[13]．さらに，経皮感作食物アレルギーモデルマウスの検討では TSLP が感作相に，IL-33 が発症（効果相）にそれぞれ重要であること

が報告されている[15]．このようにアレルギー疾患の発症の起点（マスタースイッチ）としての上皮細胞の役割が近年注目されている．

2．ILC2 による 2 型サイトカイン産生

従来 2 型炎症の惹起には T 細胞や B 細胞による抗原特異的な免疫応答（適応免疫系）が重要であるとされてきたが，アレルギーの新規プレイヤーとしての ILC2 や上皮細胞の登場により，自然免疫系（抗原非特異的な免疫応答）によってアレルギー性炎症が誘導されることが明らかとなった．上皮産生サイトカインである TSLP や IL-33 は ILC2 を刺激して，IL-5 や IL-13 といった 2 型サイトカインを多量に産生させることで，直接的に肥満細胞，好塩基球，好酸球を活性化してアレルギー性炎症に関与している[13]．このように 2 型炎症の形成には適応免疫系と自然免疫系の活性化が寄与している（図 2）．

3．濾胞ヘルパー T 細胞による IgE 産生制御

食物抗原の感作は食物が接触する部位である消化管，口腔粘膜，皮膚，気道で上皮細胞を介して起こる．摂取された食物中に含まれる多数の食物蛋白の大部分は胃や腸で胃酸や消化酵素の働きにより分解されるが，その中の一部は分解されずに腸管上皮細胞間を通過し腸管粘膜内に到達する．腸管粘膜では主に樹状細胞によって捕捉され，所属リンパ節に運ばれる．そこで MHC class 2 分子を介してナイーブ T 細胞に抗原情報が伝えられる．食物抗原の情報を得たナイーブ T 細胞の一部は周囲のサイトカイン環境に従って，CD4 陽性ヘルパー T 細胞サブセットの 1 つである濾胞ヘルパー T（T follicular helper；Tfh）細胞に分化する（図 1, 2）．

Tfh 細胞は CD4 陽性ヘルパー T 細胞サブセットの中でも，B 細胞から抗体産生を制御する細胞としてアレルギー疾患や自己免疫疾患の病態形成に関与する細胞として近年注目されている．Tfh 細胞は IL-4 や IL-21 といったサイトカインを産生し，B 細胞に対して形質細胞への分化と IgE などの抗体産生を誘導する．これまで B 細胞・形質細胞からの IgE 産生には Th2 細胞が産生する IL-4 が関与していると考えられてきた[16][17]が，最近の研究では Tfh 細胞が IL-4 の主要な産生源であるという考え方が主流である[18][19]．一方，Th2 細胞は慢性炎症において記憶型 Th2 細胞として IL-5 を産生して好酸球の浸潤や，アンフィレギュリンというサイトカインを産生して線維化を誘導することが報告されており[20][21]，Tfh 細胞との役割が区別される（図 2）．Tfh 細胞によって B 細胞から分化誘導された形質細胞が産生する抗原特異的 IgE 抗体は全身の組織中に存在する肥満細胞や好塩基球上に存在する IgE 受容体に結合し，抗原の感作が成立する．次いで，同じ抗原または交差反応性を持つ抗原が侵入することにより，肥満細胞や好塩基球の細胞表面に結合した抗原特異的 IgE が架橋されてヒスタミン，ロイコトリエンなどの化学伝達物質が細胞外に放出され症状が誘発される（図 1）．

おわりに

本稿では OAS を含む食物アレルギーの発症機序について免疫学的な観点から最新の知見を交えて概説した．近年のアレルギー研究の進展により，アレルギーのメインプレイヤーとしての上皮細胞，ILC2，Tfh 細胞の登場，経皮感作と食物アレルギーの発症との関連性など新しい概念が次々と明らかになった．それに伴い，現在世界中で新規治療法の開発が盛んに行われており，抗ヒスタミン薬などの従来からの治療に加え，生物学的製剤による分子標的療法が次々と登場している．また近年，根治を目指したアレルゲン免疫療法が注目されており，普及が進んでいる．食物アレルギーをはじめとするアレルギー疾患は生活の質を著しく低下させることから，今後のさらなるアレルギー研究の進展で，より安全で効果の高い治療法が開発されることを期待したい．

参考文献

1）海老澤元宏，伊藤浩明，藤澤隆夫（監），日本小

児アレルギー学会食物アレルギー委員会(作)：食物アレルギー診療ガイドライン2016(2018年改訂版). 協和企画, 2018.

2) Sampson HA, O'Mahony L, Burks AW, et al：Mechanisms of food allergy. J Allergy Clin Immunol, **141**：11-19, 2018.

3) Lack G：Epidemiologic risks for food allergy. J Allergy Clin Immunol, **121**：1331-1336, 2008.
Summary　小児の食物アレルギーは食物抗原の経皮感作により発症し，離乳時期から早期の食物の経口摂取の開始は免疫寛容を誘導するという二重抗原曝露仮説を提唱した.

4) 山本哲夫，朝倉光司，白崎英明ほか：札幌のシラカバ花粉症と口腔アレルギー症候群. アレルギー, **53**：435-442, 2004.

5) Asero R：Effects of birch pollen-specific immunotherapy on apple allergy in birch pollen-hypersensitive patients. Clin Exp Allergy, **28**：1368-1373, 1998.

6) Bucher X, Pichler WJ, Dahinden CA, et al：Effect of tree pollen specific, subcutaneous immunotherapy on the oral allergy syndrome to apple and hazelnut. Allergy, **59**：1272-1276, 2004.

7) Hansen KS, Khinchi MS, Skov PS, et al：Food allergy to apple and specific immunotherapy with birch pollen. Mol Nutr Food Res, **48**：441-448, 2004.

8) 櫻井大樹：アレルギー性鼻炎の感作と発症における免疫細胞の役割—感作陽性未発症者の検討から—. 日鼻誌, **53**：65-66, 2014.

9) 猪又直子：(1)経皮感作と食物アレルギー. 日本医事新報, **4793**：20-27, 2016.

10) Du Toit G, Roberts G, Sayre PH, et al：Randomized trial of peanut consumption in infants at risk for peanut allergy. N Engl J Med, **372**：803-813, 2015.

11) Zhao W, Oskeritzian CA, Pozez AL, et al：Cytokine production by skin-derived mast cells：endogenous proteases are responsible for degradation of cytokines. J Immunol, **175**：2635-2642, 2005.

12) Moro K, Yamada T, Tanabe M, et al：Innate production of T_H2 cytokines by adipose tissue-associated c-Kit$^+$Sca-1$^+$ lymphoid cells. Nature, **463**：540-544, 2010.

13) Han H, Roan F, Ziegler SF：The atopic march：current insights into skin barrier dysfunction and epithelial cell-derived cytokines. Immunol Rev, **278**：116-130, 2017.

14) 亀倉隆太：アレルギー性鼻炎の新たな治療標的としての"エピイムノーム"の重要性. アレルギー, **66**：91-96, 2017.
Summary　上皮細胞と免疫細胞のクロストーク，"エピイムノーム"がアレルギー性炎症の病態形成に重要な役割を担っていると結論されている.

15) 善本知広：経皮感作食物アレルギーの分子メカニズム：二重抗原曝露仮説の実験的エビデンス. アレルギー, **66**：1224-1229, 2017.
Summary　TSLPが食物アレルギーの感作相に，IL-33が発症にそれぞれ重要であることを経皮感作食物アレルギーモデルマウスで検討し，報告した.

16) Esser C, Radbruch A：Rapid induction of transcription of unrearranged $s_\gamma1$ switch regions in activated murine B cells by interleukin 4. EMBO J, **8**：483-488, 1989.

17) Berton MT, Uhr JW, Vitetta ES：Synthesis of germ-line $\gamma1$ immunoglobulin heavy-chain transcripts in resting B cells：induction by interleukin 4 and inhibition by interferon γ. Proc Natl Acad Sci U S A, **86**：2829-2833, 1989.

18) Crotty S：Follicular helper CD4 T cells(T_{FH}). Annu Rev Immunol, **29**：621-663, 2011.

19) Crotty S：A brief history of T cell help to B cells. Nat Rev Immunol, **15**：185-189, 2015.

20) Endo Y, Iwamura C, Kuwahara M, et al：Eomesodermin controls interleukin-5 production in memory T helper 2 cells through inhibition of activity of the transcription factor GATA3. Immunity, **35**：733-745, 2011.

21) Morimoto Y, Hirahara K, Kiuchi M, et al：Amphiregulin-Producing Pathogenic Memory T Helper 2 Cells Instruct Eosinophils to Secrete Osteopontin and Facilitate Airway Fibrosis. Immunity, **49**：134-150 e136, 2018.

MB ENT, 254：7-11, 2021

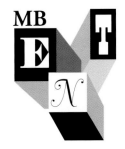

◆特集・口腔アレルギー症候群─診断と治療─

口腔アレルギー症候群の臨床像

大澤陽子*

Abstract 　口腔アレルギー症候群は，口腔粘膜の IgE 依存性の即時型アレルギー反応であり，主に果物や野菜が誘因となる．症状が口腔粘膜に限局することが多いが，口腔粘膜だけでなく，鼻炎・結膜炎・皮膚炎・呼吸器症状やショックを誘発する場合もある．本邦の口腔アレルギー症候群の臨床像の特徴として，女性に多いことがわかっている．シラカンバ花粉・ハンノキ花粉・オオアワガエリ花粉による花粉-食物アレルギー症候群が多く，スギ花粉単独感作はリスクにならない．鼻アレルギー単独症状の花粉症患者よりも，鼻以外にも花粉症症状のある患者(結膜症状・皮膚症状・咽頭症状・下気道症状)に口腔アレルギー症候群患者が多い．花粉症だけでなく，気管支喘息，クラス1食物アレルギー，薬剤アレルギー，手袋過敏症の既往のある患者にも口腔アレルギー症候群は合併しやすい．

Key words 　口腔アレルギー症候群(oral allergy syndrome)，臨床像(clinical characteristics)，性差(gender difference)，アレルギー既往歴(past history of allergic diseases)，花粉症症状 (pollinosis symptoms)，花粉-食物アレルギー症候群(pollen-food allergy syndrome)

はじめに

口腔アレルギー症候群(oral allergy syndrome；OAS)は，口腔粘膜の IgE 依存性の即時型アレルギー反応であるが，実際は口腔症状だけでなく，全身の症状を併発してアナフィラキシーを起こすこともある疾患である[1~3]．食物アレルギー診療ガイドラインでは[4]，食物アレルギーの特殊型として口腔アレルギー症候群が分類記載されている．幼児〜成人まで幅広く認められ，一般的な食物アレルギーとは異なり寛解はほとんど認められない．このガイドラインの中で，口腔アレルギー症候群のサブタイプとして，花粉-食物アレルギー症候群(pollen-food allergy syndrome；PFAS)とラテックス-フルーツ症候群(latex-fruit syndrome；LFS)が言及されている．花粉-食物アレルギー症候群は，花粉抗原と食物抗原の交差反応[3]，ラテックス-フルーツ症候群は天然ゴム製品

に含まれるラテックス抗原とアボカドやバナナなどの植物性食品抗原との交差反応によるクラス2食物アレルギーである[5]．本稿では，本邦での疫学調査をもとに判明した口腔アレルギー症候群の臨床像の特徴を解説する．

疫　学

本邦では主に北海道でのシラカンバ花粉による口腔アレルギー症候群が報告されてきたが[6)7]，シラカンバ樹木の生息がほとんどない福井県での6,824 人の疫学調査では[8]，花粉症患者の 16.8% に口腔アレルギー症状があることがわかっている．成人では有意差をもって女性に多く認められたが，未成年は男女差が認められないという結果であった(表1)．

口腔アレルギー症状の原因食物としては，メロン・パイナップル・キウイ・モモ・リンゴの順に多く，上位10品目ではウリ科とバラ科の食物が大

---

* Osawa Yoko，〒918-8501 福井市月見 2-4-1　福井赤十字病院耳鼻咽喉科，部長

表 1. 口腔アレルギー症候群の年齢分布と性差

福井県 7 施設耳鼻咽喉科外来を受診する患者 6,824 人に対する口腔アレルギー症状の有無のアンケート調査結果．女性に多く認められた．未成年は男女差が認められなかった

年齢	男性（Mean＝42.8±18.6y）			女性（Mean＝42.7±15.8y）			P vale	Odds ratios	95%CI	Total (number)
	口腔アレルギー症状（number）		(%)	口腔アレルギー症状（number）		(%)				
	(＋)	(－)		(＋)	(－)					
10〜19y	27	282	8.74	32	265	10.8	0.414	1.26	0.74〜2.16	606
20〜29y	13	217	5.65	79	519	13.2	0.0018	2.54	1.38〜4.67	828
30〜39y	40	371	9.73	195	1,028	15.9	0.0015	1.76	1.23〜2.52	1,634
40〜49y	19	363	4.97	134	849	13.6	<0.0001	3.02	1.84〜4.95	1,365
50〜59y	16	306	4.97	102	574	15.1	<0.0001	3.4	1.97〜5.86	998
60〜69y	8	363	2.16	53	563	8.6	<0.0001	4.27	2.01〜9.09	987
70y<	2	131	1.50	8	176	4.3	0.2014	2.98	0.62〜14.3	317
Unknown	0	33		6	50					89
Total	125	2,066	5.71	609	4024	13.1				6,824

Odds ratios：Reference is male（＝1）
95%CI：95% confidence intervals

（文献 8 より）

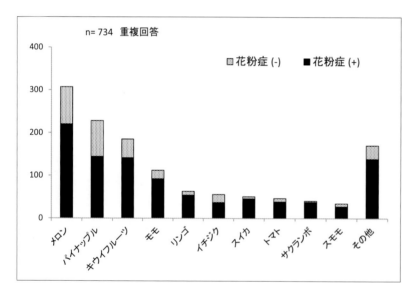

図 1.
口腔アレルギー症状を起こす食物と花粉症の既往との関係
口腔アレルギー症状を有する患者 734 人の原因誘発食物（複数回答）と花粉症の既往．メロン，パイナップル，キウイフルーツ，モモ，リンゴ，イチジク，スイカ，トマト，サクランボ，スモモの順に多い結果であった．花粉症の症状がない患者（灰色），花粉症の症状がある患者（黒色）それぞれが各食物に存在しており，花粉-食物アレルギー症候群の関連が疑われた（文献 8 より）

部分を占め，花粉症の症状がない患者と花粉症の症状がある患者のそれぞれが各食物に存在しており，花粉-食物アレルギー症候群による症状である可能性が示唆されている（図1）．

　福井県の口腔アレルギー症状がある患者では，北海道で報告されてきたようなシラカンバ花粉だけでなく，pathogenesis-related-10（PR-10）/Bet v 1 関連蛋白を含むハンノキ花粉やプロフィリンを含むオオアワガエリ花粉に対する特異的IgE を持った患者が有意に多く，これらの花粉への感作が花粉-食物アレルギー症候群に関連していることが判明している（表2）．PR-10/Bet v 1 関連蛋白やプロフィリンは pan-allergen とも呼ばれ，ク

ラス 2 食物アレルギーの原因となる交差反応を引き起こす[9]〜[11]．一方，キク科（ヨモギ）花粉特異的IgE に関しては，ヨモギ花粉粗抗原特異的IgE や主要アレルゲンコンポーネントである Art v 1 特異的IgE が陽性であっても，交差反応の原因である lipid transfer proteins（LTP）に相当する Art v 3 特異的IgE 陽性率が低く福井県の花粉-食物アレルギー症候群との関連が少ないことがわかっている．

　スギ花粉とトマトの花粉-食物アレルギー症候群の報告があるが[12]，実際に口腔アレルギー症状を認める患者は，スギ花粉とシラカンバ／ハンノキ花粉を重複感作していることが多い[8]．スギ花

表 2. 口腔アレルギー症候群の花粉感作

表 2. 口腔アレルギー症候群の花粉感作

口腔アレルギー症状のある患者(249 人)は,症状のない患者(151 人)と比較して,シラカンバ花粉・ハンノキ花粉・オオアワガエリ花粉の粗抗原および主要アレルゲンコンポーネントに対する特異的 IgE 陽性者が有意に多い結果であった.スギ花粉特異的 IgE 陽性者は有意差がなかった

	コントロール (n=151)		OAS (n=249)		P vale	odds ratios		コントロール (n=151)		OAS (n=249)		P vale	odds ratios
	陽性	%	陽性	%				陽性	%	陽性	%		
Bet v 1	14	9.3	73	29	<0.0001	4.06	シラカンバ	13	8.6	79	32	<0.0001	4.93
Aln g 1	11	7.3	66	27	<0.0001	4.59	ハンノキ	3	2	44	18	<0.0001	10.6
Phl p 1	21	14	60	24	0.0121	1.97	オオアワガエリ	30	20	79	32	0.0088	1.87
Amb a 1	14	9.3	27	11	0.613	1.19	ブタクサ	5	3.3	12	4.8	0.4611	1.48
Art v 1	13	8.6	34	14	0.121	1.68	ヨモギ	27	18	48	19	0.7281	1.10
Cry j 1	87	58	159	64	0.215	1.30	スギ	90	60	170	68	0.0791	1.46
Der f 1	45	30	85	34	0.368	1.22	コナヒョウダニ	49	33	99	40	0.1406	1.37

(文献 8 より)

粉単独感作患者のみで口腔アレルギー症状の有無を検討すると,症状を認める患者は有意に少なく,スギ花粉単独感作は花粉-食物アレルギー症候群による口腔アレルギー症候群のリスクにはならないことが判明している[8].

臨床症状

口腔アレルギー症候群の症状は,主に口腔粘膜に限局する I 型アレルギー症状で,食物摂取直後から遅くても 1 時間以内に口唇・舌・口腔粘膜・咽頭粘膜の腫脹や瘙痒を自覚する.ときに口腔症状に続いて鼻症状(鼻閉・鼻漏・くしゃみ),眼症状(流涙・結膜充血・瘙痒),皮膚症状(顔面の腫脹や瘙痒,全身発疹),消化器症状(腹痛・嘔吐・下痢),呼吸器症状(嗄声・喘鳴・呼吸困難)を誘発し,アナフィラキシーショックを起こす症例もある[1]~[3].一般的に,口腔アレルギー症候群の代表的原因抗原である PR-10/Bet v 1 関連蛋白やプロフィリンは,加熱処理や消化酵素で抗原性が失われやすく,そのため口腔アレルギー症候群の症状は口腔粘膜に限局する[9]~[11].しかし,口腔アレルギー症候群の中でも LTP が原因抗原になる場合は,LTP が加熱処理や消化酵素に比較的強いため調理や唾液による抗原性が損なわれず,アナフィラキシーを起こしやすいと報告されている[13].

既往歴

前術のように,口腔アレルギー症候群は主に口腔粘膜に限局する I 型アレルギーであり,食物ア

レルギーの特殊型である[4].その中でも花粉-食物アレルギー症候群は口腔アレルギー症候群の代表的疾患である.福井県の口腔アレルギー症状がある患者では約 7 割に花粉症を合併しており,花粉症の既往のある患者の約 2 割に口腔アレルギー症状を認めていた[8].花粉症の既往のある患者は,花粉症の既往のない患者の 3 倍のリスクで口腔アレルギー症状を認めている.アレルギー疾患は「アトピーマーチ」と表現されるように,同一個体で発症に時間差はあるが合併することが周知されている.口腔アレルギー症候群も例外ではなく,気管支喘息の既往のある患者は 1.7 倍,クラス 1 食物アレルギーの既往のある患者は 3.6 倍,薬剤アレルギーの既往のある患者は 2.2 倍,手袋過敏症の既往のある患者は 2.4 倍のリスクで,それぞれ既往のない患者と比較して口腔アレルギー症状を認めていた(表 3).手袋過敏症患者の中には,ラテックス-フルーツ症候群の患者が含まれている可能性がある.

花粉症症状との関係

口腔アレルギー症候群の病態は,各種抗原の交差反応によるクラス 2 食物アレルギーである[9]~[11].口腔アレルギー症候群の中でも花粉-食物アレルギー症候群は,花粉に対する抗原特異的 IgE が主に気道粘膜で産生され,全身の肥満細胞に結合し花粉抗原に対する感作が成立する.花粉抗原と相同性の高い抗原を含む食物を摂取すると,口腔粘膜に分布する花粉抗原特異的 IgE と結

表 3. 口腔アレルギー症候群の臨床的特徴―既往歴との関係―

福井県 7 施設耳鼻咽喉科外来を受診する患者 6,824 人に対する口腔アレルギー症状の有無のアンケート調査結果．花粉症，気管支喘息，クラス 1 食物アレルギー，薬剤アレルギー，手袋過敏症の既往がある患者に口腔アレルギー症状が認められた

口腔アレルギー症状 （number）	なし 6090	あり 734	(%)	P vale	odds ratios	95%CI
年齢（years）	43.0±17.0	40.0±14.1		0.288#		
性別（number）						
男性	2,066	125	5.71	Reference	1	Reference
女性	4,024	609	13.1	<.0001	2.51	2.05〜3.05
花粉症（number）						
既往歴（−）	3,541	235	6.22	Reference	1	Reference
既往歴（＋）	2,463	496	16.8	<.0001	3.03	2.58〜3.57
不明	86	3				
気管支喘息＊（number）						
既往歴（−）	5,029	580	10.3	Reference	1	Reference
既往歴（＋）	612	120	16.4	<.0001	1.7	1.37〜2.11
不明	449	34				
食物アレルギー（number）						
既往歴（−）	5,724	614	9.69	Reference	1	Reference
既往歴（＋）	277	107	27.9	<.0001	3.6	2.84〜4.57
不明	89	13				
薬剤アレルギー（number）						
既往歴（−）	5,352	615	10.3	Reference	1	Reference
既往歴（＋）	372	94	20.2	<.0001	2.2	1.73〜2.80
不明	366	25				
手袋過敏症（number）						
既往歴（−）	5,207	576	9.96	Reference	1	Reference
既往歴（＋）	491	131	21.1	<.0001	2.41	1.95〜2.98
不明	392	27				

＊小児喘息の既往含む
: Wilcoxon's test
Others : Fisher's exact test
95%CI : 95% confidence intervals

（文献 8 より）

表 4. 口腔アレルギー症候群の臨床的特徴―花粉症症状との関係―

花粉症の既往がある患者 2,959 人に対する口腔アレルギー症状の有無のアンケート調査結果．鼻アレルギー単独患者よりも，結膜症状合併，皮膚症状合併，咽頭症状合併，下気道症状合併する患者に多く口腔アレルギー症状が認められた

花粉症症状 （total number＝2,959）	口腔アレルギー症状			P vale＊	Odds ratios	95%CI
	（−）	（＋）	(%)			
鼻症状単独	1256	159	11.2	Reference	1	Reference
結膜症状合併	307	63	17.0	0.0035	1.62	1.18〜2.23
皮膚症状合併	253	98	27.9	<0.0001	3.06	2.30〜4.07
咽頭症状合併	322	197	38.0	<0.0001	4.83	3.79〜6.16
下気道症状合併	234	69	22.8	<0.0001	2.33	1.70〜3.19

95%CI : 95% confidence intervals
＊ : Fisher's exact test

（文献 8 より）

合した肥満細胞がこの食物の抗原と交差反応を起こし，口腔粘膜で I 型アレルギー反応を起こす．福井県の口腔アレルギー症状に対するアンケート調査では[8]，花粉症を認めている患者の中でも，鼻粘膜局所のみに症状を訴える患者（鼻アレルギー単独患者）よりも，鼻粘膜以外にも全身的に花粉症症状のある患者（結膜症状・皮膚症状・咽頭症状・下気道症状）に有意に多く口腔アレルギー

症状を訴える患者が多いことがわかっている（表4）．この結果は，気道粘膜局所で産生された花粉に対する抗原特異的IgEの感作が成立した肥満細胞が全身に分布していると考えられる花粉-食物アレルギー症候群の病態と一致している．

おわりに

本邦の口腔アレルギー症候群は，シラカンバ花粉・ハンノキ花粉・オオアワガエリ花粉の関係する花粉-食物アレルギー症候群が多く，女性に多い．花粉症だけでなく，気管支喘息・クラス1食物アレルギー・薬剤アレルギー・手袋過敏症の既往がある患者に多い．手袋過敏症患者の中には，ラテックス-フルーツ症候群の患者が含まれている可能性がある．また，花粉症がある患者の場合，鼻炎症状に合併して全身的に花粉症の症状を認める患者に多いことが判明している．これらの臨床像の特徴は，口腔アレルギー症候群の診断と治療の参考にしていただきたい．

参考文献

1) Kondo Y, Urisu A：Oral allergy syndrome. Allergol Int, **58**(4)：485-491, 2009.

2) Saunders S, Platt M：Oral allergy syndrome. Curr Opin Otolaryngol Head Neck Surg, **23**(3)：230-234, 2015.

3) Yagami A, Ebisawa M：New findings pathophysiology and antigen analysis in pollen-dood allergy syndrome. Curr Opin Allery Immunol, **19**：218-223, 2019.

4) Ebisawa M, Ito K, Fujisawa T, et al：Japanese guidelines for food allergy. Allergol Int, **66**(2)：248-264, 2017.
   Summary 食物アレルギー診療ガイドライン2016英訳版．日本語版は有料だが，英訳版は全文無料でダウンロード可能．

5) Wagner S, Breiteneder H：The latex-fruit syndrome. Biochem Soc Trans, **30**：935-940, 2002.

6) Yamamoto T, Asakura K, Shirasaki H, et al：Questionnaire about the intake of and hypersensitivity to fruits, vegetables and nuts including birch pollen related foods. Nihon Jibiinkoka Gakkai Kaiho, **116**(7)：779-788, 2013.

7) Gotoda H, Maguchi S, Kawahara H, et al：Springtime pollinosis and oral allergy syndrome in Sapporo. Auris Nasus Larynx, **28**：S49-S52, 2001.

8) Osawa Y, Ito Y, Takahashi N, et al：Epidemiological study of oral allergy syndrome in birch pollen dispersal-free regions. Allergol Int, **69**(2)：246-252, 2020.
   Summary 著者文献．福井県の6,824人に対する口腔アレルギー症候群に関する疫学調査報告．

9) Wensing M, Akkerdaas JH, Leeuwen WA, et al：IgE to Bet v1 and proffilin：Cross-reactivity patterns and clinical relevance. J Allergy Clin Immunol, **110**：435-442, 2002.

10) Hauser M, Roulias A, Ferreira F, et al：Panallergens and their impact on the allergic patient. Allergy Asthma Clin Immunol, **6**(1)：1, 2010.

11) Carlson G, Coop C：Pollen food allergy syndrome(PFAS)：A review of current available literature. Ann Allergy Asthma Immunol, **123**(4)：359-365, 2019.

12) Kondo Y, Tokuda R, Urisu A, et al：Assessment of Cross-Reactivity Between Japanese Cedar(Cryptomeria Japonica) Pollen and Tomato Fruit Extracts by RAST Inhibition and Immunoblot Inhibition. Clin Exp Allergy, **32**(4)：590-594, 2002.
   Summary スギ花粉とトマトの交差反応を証明した有名な文献．

13) Asero R, Mistrello G, Roncarolo D, et al：Lipid Transfer Protein：A Pan-Allergen in Plant-Derived Foods That Is Highly Resistant to Pepsin Digestion. Int Arch Allergy Immunol, **124**(1-3)：67-69, 2001.

Monthly Book
エントーニ

ENT○NI No.236

大好評

MB ENTONI No.236　2019年9月　増大号
174頁　定価5,280円（本体4,800円＋税）

早わかり！
耳鼻咽喉科診療ガイドライン，手引き・マニュアル—私の活用法—

編集企画　順天堂大学名誉教授　市川銀一郎

すでに精読した先生方は内容を再確認するため、またこれから読もうとする先生方にはまずその概略を知っていただくために、各分野に造詣の深い先生方に解説いただき、私の利用法も掲載！！

☆ CONTENTS ☆

＜小児滲出性中耳炎診療ガイドライン 2015＞　1．概略／2．私の利用法

＜小児急性中耳炎診療ガイドライン 2018＞　1．概略／2．私の利用法

＜ANCA 関連血管炎性中耳炎（OMAAV）診療の手引き 2016＞　概略と私の利用法

＜急性感音難聴診療の手引き 2018＞　概略と私の利用法

＜遺伝性難聴診療の手引き 2016＞　概略と私の利用法

＜人工中耳 VSB の使用マニュアル 2015＞　概略と私の利用法

＜急性鼻副鼻腔炎診療ガイドライン 2010 追補版＞　1．概略／2．私の利用法

＜急性鼻副鼻腔炎に対するネブライザー療法の手引き 2016＞　1．概略／2．私の利用法

＜嗅覚障害診療ガイドライン 2017＞　概略と私の利用法

＜アレルギー性鼻炎に対する舌下免疫療法の指針 2014＞＜アレルギー性鼻炎に対する免疫療法の指針 2011＞　1．概略／2．私の利用法

＜音声障害診療ガイドライン 2018＞　概略と私の利用法

＜甲状軟骨形成術 2 型におけるチタンブリッジの使用マニュアル 2017＞　概略と私の利用法

＜嚥下障害診療ガイドライン 2018＞　1．概略／2．私の診療

＜頭頸部癌診療ガイドライン 2018＞　1．概略／2．私のお勧め利用法

＜耳鼻咽喉科内視鏡の感染制御に関する手引き 2016＞　1．概略／2．私の利用法

＜耳鼻咽喉科健康診断マニュアル 2016＞　概略と私の利用法

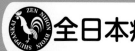全日本病院出版会　〒113-0033　東京都文京区本郷 3-16-4　Tel：03-5689-5989
www.zenniti.com　Fax：03-5689-8030

MB ENT, 254：13-19, 2021

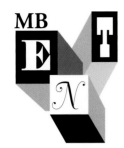

◆特集・口腔アレルギー症候群─診断と治療─

口腔アレルギー症候群：診断の進め方

猪又直子*

Abstract 口腔アレルギー症候群（OAS）の診断は，問診で特定の食品の摂取直後に口腔咽頭症状を認めた例に対して，Ⅰ型アレルギー検査を用いて進めていく．被疑食品が植物性食品の場合，花粉との交差反応によって生じる，花粉-食物アレルギー症候群（PFAS）であることが多い．PFAS では，アレルゲンエピトープの脆弱性から，標準化した抗原液を用いる血液検査や皮膚テストでは偽陰性になりやすく，診断には，新鮮な食品を使ったプリックテスト，いわゆるプリック-プリックテストが推奨されている．交差反応の推定にはアレルゲンコンポーネント検査が参考になる．アナフィラキシーに進展するリスクが高い豆乳の PFAS は大豆の PR-10 である Gly m 4 の特異的 IgE 抗体測定を，またラテックス-フルーツ症候群では Hev b 6.02 の特異的 IgE 抗体測定をスクリーニングに用いるとよい．

Key words アナフィラキシー（anaphylaxis），花粉-食物アレルギー症候群（pollen-food allergy syndrome；PFAS），口腔アレルギー症候群（oral allergy syndrome；OAS），ジベレリン制御タンパク（gibberellin-regulated protein），プロフィリン（profilin），PR-10

はじめに

ある特定の食物を摂取した直後に口腔咽頭症状が初発，主症状として現れる食物アレルギーを口腔アレルギー症候群（oral allergy syndrome；OAS）という[1]．口腔症状を初発症状とする食物アレルギーの中には，重篤なアナフィラキシーに進展するケースがあることに気付いた Amlot は，アナフィラキシーの予知に，初期症状である口腔咽頭症状に注意するようにとの意を込めて，この名称を提唱した．

その後，花粉との交差反応によって発症する果物アレルギーの多くが，この OAS の定義に当てはまることがわかり，このタイプを狭義の OAS とみなしてきた（図1）[2]．そして，最近ではこのタイプの疾患概念を明確にするため，花粉-食物アレルギー症候群（pollen-food allergy syndrome；PFAS，または pollen-food syndrome；PFS）という名称が使われるようになった[3]．

果物や野菜など植物性食品が原因となる OAS の診断において，その大半を占める PFAS と，それ以外のラテックス-フルーツ症候群（latex-fruit syndrome；LFS），経皮感作などを鑑別する必要がある．また，原因食品の特定のみならず，感作源を明らかにし，さらなる交差反応や重症度を予測することも大切になる．感作源の特定には，原則，交差反応を証明する実験が必要になるが，実臨床では煩雑で実用的ではない．そこで，その代用として用いられているのが，アレルゲンコンポーネント検査である．交差反応を引き起こすプロテインファミリーの代表格を調べることで交差反応を推定する．

本稿では，OAS の診断の進め方，特に PFAS について解説する．

* Inomata Naoko，〒 236-0004 神奈川県横浜市金沢区福浦 3-9　横浜市立大学大学院医学研究科
　環境免疫病態皮膚科学，准教授

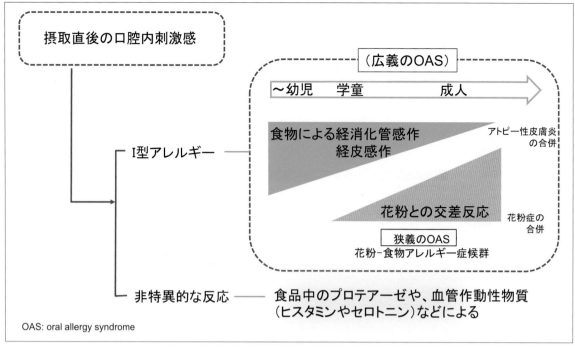

図 1. 食物摂取で口腔内刺激感を訴える患者のとらえ方
（文献 2 より一部改変）

口腔咽頭症状を訴える患者へのアプローチ

口腔症状を訴える患者をみたときには，口腔症状を起こし得る，PFAS，LFS，経消化管感作，経皮感作などの機序を念頭におきながら鑑別していくことが重要である．

まず，ある特定の食物を摂取した直後に口腔咽頭症状を訴えた場合，被疑食品に対する I 型アレルギー検査が陽性であれば，OAS と診断できる（図2)[2)4)]．

次に，OAS の原因食品が果物や野菜などの植物性食品であった場合，感作源を特定する．感作源には，植物性食品の他，花粉，ラテックスなどがある．感作源を特定する理由は，感作源によって交差反応しうる食品や臨床症状の重症度が異なるからである．たとえば，花粉との交差反応で生じる PFAS は口腔症状に限局し軽症例が多いのに対し，天然ゴム製品のラテックスとの交差反応で生じる LFS や，その他の機序では，アナフィラキシーのリスクが高くなる．

感作源を推定する際に，年齢を参考にするとよい（図1)[2)]．PFAS は，花粉感作から数年たって発症するものと考えられており，花粉症の罹患率の高い成人が多い．ただし，近年花粉症の低年齢化に伴い幼児期早期から花粉症の発症がみられるため，PFAS も幼児期後期発症例が存在する（図1)[2)]．したがって，幼児期後期以降であれば PFAS を，それ以前であればアトピー性皮膚炎を合併する食物アレルギーを疑う．LFS は，全年齢を通じて発症しうるが，近年，新規発症例は少ない．そこで LFS を疑うポイントとなるのは，頻回の手術歴やカテーテル挿入歴，医療関係者などラテックス製品の使用歴など，LFS のリスクファクターである．また，LFS ではバナナ，アボカド，クリの3種が原因になることが圧倒的に多いので，これらが原因であった場合，LFS を鑑別する．

花粉-食物アレルギー症候群

日本での PFAS に関する疫学調査はないが，当科で実施した果物アレルギー患者 100 例の解析では，その 80％が PFAS の代表アレルゲン，PR-10 ないしプロフィリンに感作されており，果物アレルギーの大半は PFAS と考えられた（図3)[5)]．花粉飛散状況に地域差はあるものの，日本の果物アレ

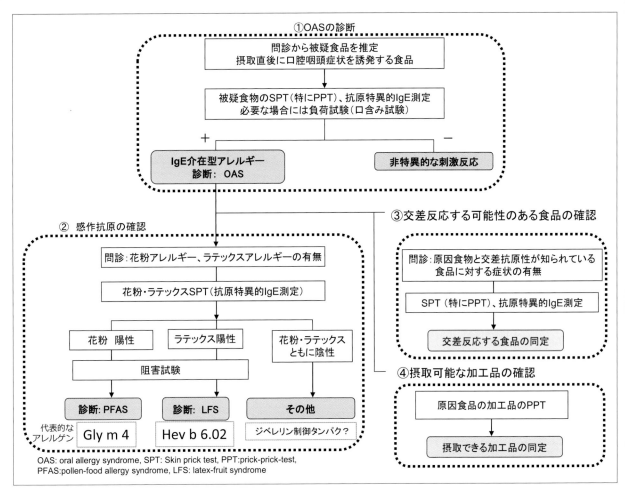

①OASの診断

問診から被疑食品を推定
摂取直後に口腔咽頭症状を誘発する食品

被疑食物のSPT（特にPPT）、抗原特異的IgE測定
必要な場合には負荷試験（口含み試験）

+ 　　　　　　　　　　　　　　−

IgE介在型アレルギー
診断: OAS

非特異的な刺激反応

② 感作抗原の確認

問診：花粉アレルギー、ラテックスアレルギーの有無

花粉・ラテックスSPT（抗原特異的IgE測定）

花粉　陽性　　　ラテックス陽性　　　花粉・ラテックス
　　　　　　　　　　　　　　　　　　ともに陰性

阻害試験

診断: PFAS　　　診断: LFS　　　その他

代表的な
アレルゲン

Gly m 4　　　Hev b 6.02　　　ジベレリン制御タンパク？

③交差反応する可能性のある食品の確認

問診：原因食物と交差抗原性が知られている
食品に対する症状の有無

SPT（特にPPT）、抗原特異的IgE測定

交差反応する食品の同定

④摂取可能な加工品の確認

原因食品の加工品のPPT

摂取できる加工品の同定

OAS: oral allergy syndrome, SPT: Skin prick test, PPT:prick-prick-test,
PFAS:pollen-food allergy syndrome, LFS: latex-fruit syndrome

図 2. 果物アレルギー症候群の診断フローチャート（案）
（文献 4 より一部改変）

ルギーの鑑別に PFAS が欠かせない．そこで，こ
こからは PFAS を中心に説明する．

1．花粉-食物アレルギー症候群とは

　特定の花粉に感作された後，その花粉との交差
反応によって発症する食物アレルギーを，PFAS
という．果物や野菜，豆類，スパイス類などの植
物由来食品が原因になる（表1）[4]．一方，日本で感
作源となる主な花粉は，PR-10 を主要アレルゲン
とするカバノキ科花粉（シラカンバ，ハンノキな
ど），プロフィリンを主要アレルゲンとするイネ
科花粉（カモガヤ，オオアワガエリなど），キク科
のヨモギ，ブタクサなどである．臨床的には，原
因食品の摂取直後に口腔咽頭症状だけが現れ，数
時間以内に消退するのが典型像である．ただし，
約10％は口腔以外にも症状が現れ，約1〜2％はア
ナフィラキシーに進展するといわれている[6)7)]．

2．発症機序

　PFAS の機序は，果物アレルゲンと花粉アレル
ゲンの間の交差反応による．この交差反応にかか
わるアレルゲンは，主に，PR-10 とプロフィリン
（profilin）というプロテインファミリーに属す．プ
ロテインファミリーとは，生物の生存に欠かせな
い構造や機能を司るタンパクの一群で，進化の過
程で広く保存されている．そのため，ひとたび，
これらに感作されると広範な交差反応が誘導され
る（表2）[8)]．

　また，PFAS の臨床症状が口腔内に限局しやす
い理由は，アレルゲンエピトープの脆弱性に起因
する．花粉で感作された口腔粘膜に，新鮮な果物
や野菜が直接接触することによって，局所性のI
型アレルギー反応が生じる．しかし，嚥下されて
消化管を通過していくうちに，原因アレルゲンは

MB ENT　No.254　2021

15

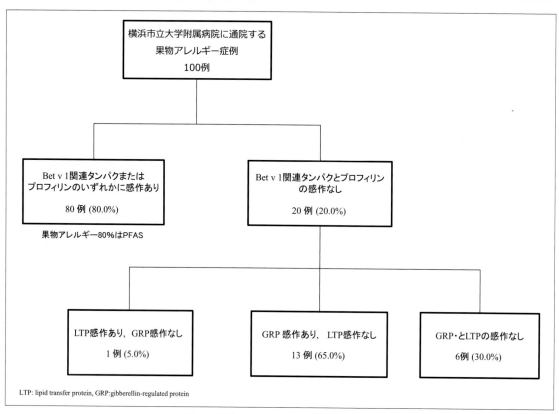

図 3. 果物アレルギーの臨床型別頻度
（文献 5 より一部改変）

表 1. 花粉やラテックスと交差反応を示す植物性食品

花粉が飛ぶ季節	花粉		関与が指摘されている主なアレルゲン	交差反応しうる植物性食品	
春	ブナ目カバノキ科シラカバ属・ハンノキ属	シラカンバハンノキオオバヤシャブシ	PR-10＞プロフィリン	バラ科	リンゴ，モモ，サクランボ，イチゴ，ナシ，ウメ，ビワ，アーモンド
				マタタビ科	キウイ
				マメ科	大豆（特に豆乳，豆もやし），緑豆もやし，ブラックマッペもやし，ピーナッツ
				セリ科	ニンジン，セロリ，フェンネル，クミン，コリアンダー
				ナス科	トマト，ジャガイモ
				クルミ科	クルミ
				その他	ヘーゼルナッツ，ブラジルナッツ，ココナッツ
	裸子植物	スギヒノキ		ナス科	トマト
夏	イネ科	カモガヤオオアワガエリマグサ	プロフィリン	ウリ科	メロン，スイカ
				ナス科	トマト，ジャガイモ
				その他	バナナ，オレンジ，セロリ，
秋	キク科ブタクサ属	ブタクサ	プロフィリン	ウリ科	メロン，スイカ，ズッキーニ，キュウリ
				バショウ科	バナナ
	キク科ヨモギ属	ヨモギ	プロフィリン	セリ科	セロリ，クミン・フェンネル・コリアンダーなどのスパイス，ニンジン
				その他	キウイ，ピーナッツ
パラゴムノキ属		ラテックス	ヘベインHev b 6.02	バナナ，クリ，アボカド，キウイ	

（文献 4 より一部改変）

表 2. 花粉・食物アレルギー症候群に関与するプロテインファミリーと，それに属するアレルゲン

Protein family	Plant allergen source							
	Pollen			Food				
	Trees	Grasses	Weeds	Fruits	Vegetables	Legumes	Nuts/seeds	Latex
Bet v 1 関連タンパク (PR-10)	Aln g 1 ハンノキ Bet v 1 シラカンバ Car b 1 シデ Cas s 1 クリ Cor a 1 ハシバミ	アレルゲンは同定されていない	アレルゲンは同定されていない	Mal d 1 リンゴ Pru p 1 モモ Pru av 1 サクランボ Pyr c 1 ナシ Act c 8 キウイ Act d 8 キウイ	Api g 1 セロリ Dau c 1 ニンジン	Gly m 4* ダイズ Vig r 1 リョクトウ	Ara h 8 ピーナッツ Cor a 1.04 ヘーゼルナッツ	アレルゲンは同定されていない
Profilin	Bet v 2 シラカンバ Car b 2 シデ Cor a 2 ハシバミ Ole e 2 オリーブ Pho d 2 ナツメヤシ	Phl p 12 チモシー Zea m 12 トウモロコシ Cyn d 12 バミューダグラス Lol p 12 ライグラス	Amb a 8 ブタクサ Art v 4 ヨモギ	Mal d 4 リンゴ Pru p 4 モモ Pru av 4 サクランボ Fra a 4 イチゴ Cuc m 2 メロン Pyr c 4 ナシ Act d 9 キウイ Mus xp 1 バナナ Cit s 2 オレンジ	Api g 4 セロリ Dau c 4 ニンジン Cap a 2 ピーマン	Gly m 3 ダイズ	Ara h 5 ピーナッツ Cor a 2 ヘーゼルナッツ Pru du 4 クルミ	Hev b 8 ラテックス
Gibberellin-regulated protein?	Cup s 7 ヒノキ Cry j 7 スギ	アレルゲンは同定されていない	アレルゲンは同定されていない	Pru p 7 モモ Pru m 7 ウメ Pru av 7 サクランボ Cit s 7* オレンジ Pun g 7 ザクロ	アレルゲンは同定されていない	アレルゲンは同定されていない	アレルゲンは同定されていない	アレルゲンは同定されていない

*Gly m 4 に対する特異的 IgE 抗体は，ImmunoCAP で検査できる

（文献 8 より一部改変）

抗原性を失い，それ以上の症状は誘発されにくくなる．一般に，消化耐性を有する食物アレルゲンは，IgE が認識するエピトープが線状構造で sequential epitope と呼ばれるのに対し，PFAS では IgE 認識部位が高次構造に依存する conformational epitope であるため，消化酵素で分解され消化過程で誘発能を失うものと考えられている[9]．

また，PFAS のアレルゲンは熱処理などへの安定性が低く，加熱した食品であれば摂取できたり，一方で調整した抗原液を用いる検査では偽陰性を示しやすい．

3．PFAS のアレルゲン

(1) PR-10

Pathogenesis related protein type 10（PR-10，別名 Bet v 1 関連タンパク）は，植物が感染微生物（ウイルス，細菌，カビ）の侵入や摂食昆虫による食害などの物理的ストレスから身を守るために産生する感染特異的タンパク質の一種である．花粉では，シラカンバやハンノキ，オオバヤシャブシなどのカバノキ科樹木花粉の中に存在する（表2）[8]．PR-10 感作による PFAS の原因食品は，リンゴ，イチゴ，モモなどのバラ科果物が代表的である[10)11]．PR-10 による PFAS は一般に口腔症状のみの軽症で終わるが，大豆食品（特に，豆乳やモヤシ）の交差反応ではアナフィラキシーを生じやすい点に注意が必要である．

(2) プロフィリン

プロフィリンは細胞内骨格を司るアクチン結合性タンパクであり，真核生物に共通して存在する．プロフィリンに感作されると，種を超えた広範な交差反応が誘導されるため，汎アレルゲン（pan-allergen）とも呼ばれる．プロフィリンの代表的な感作源はイネ科花粉で，その他，キク科花粉やカバノキ科花粉などがある．なお，ラテックスをつくる天然ゴム樹液中にもプロフィリン（Hev b 8）が存在するが，天然ラテックス製品の製造過程で Hev b 8 が減少するため，プロフィリン感作が原因で，ラテックス製品によるアレルギー症状の誘発はないと考えられている．

(3) ジベレリン制御タンパク

最近，フランスの研究グループが，果物の重症マーカーとして報告されてきたジベレリン制御タ

ンパク（gibberellin-regulated protein；GRP）が，モモのPFASに関与すると提言した[12]~[14]．フランスの他グループも，多施設共同研究の結果から，ヒノキ花粉の飛散量が多い南仏で，モモアレルギー疑い患者におけるモモGRP，Pru p 7 感作率が高いことを示し，この説を支持した[15]．2019年，イタリアのTuppoらは，実際に，ヒノキ花粉中のGRP，Cup s 7 を同定，精製し，Pru p 7 やザクロGRP，Pun g 7 に感作された患者血清を用いて阻害試験を行い，Cup s 7 と，Pru p 7 やPung 7 の間でIgEによる交差反応が生じることを証明した[16]．ただし，筆者らは，考察の中で，この交差反応の臨床的意義はそれほど高くないのではないかと述べている．モモ Pru p 7 と Pun g 7 のアミノ酸配列の相同性は90％と高いが，Pru p 7 アレルギーに Pun g 7 感作を合併している例は少数であった．そのため，Pun g 7 よりも相同性が低いCup s 7（68％）では，臨床的な交差反応が起こる確率はさらに低いものと考えられている．本年，日本スギのGRP，Cry j 7 も同定されたので，今後，日本でも，果物GRPと花粉GRPとの間での交差反応の研究が進み，その臨床的意義が明らかにされていくものと考えられる[17]．

4．PFASの診断

PFASの診断は，①問診から疑われる植物性食品について，Ⅰ型アレルギー検査が陽性であること，②原因食物と交差反応が疑われる花粉のⅠ型アレルギー検査が陽性であること，そのうえで③食物抗原と花粉抗原の間に交差反応が証明されることである（図2）[4]．

まず，①について，摂取直後の口腔内のかゆみや違和感など口腔咽頭症状が誘発される食品を被疑食品として挙げる．Ⅰ型アレルギー検査には，血液検査（特異的IgE抗体測定など）や皮膚テスト（プリックテストなど）があり，必要に応じて，負荷試験（口含み試験）を実施する．PFASでは，アレルゲンエピトープの脆弱性から，標準化した抗原液を用いる血液検査や皮膚テストでは偽陰性になりやすい．そのため，診断には，新鮮な食品を

使ったプリックテスト，いわゆるプリック-プリックテストが推奨されている．

②は，過去の文献から交差反応を起こす食物と花粉の組み合わせを調べ，感作源である花粉抗原の特定を行う（表1）[4]．

③について，交差反応を証明する阻害試験は上市されていないので，臨床現場ではアレルゲンコンポーネント検査の結果から交差反応を推察する．現在，保険収載されているのが，大豆PR-10，Gly m 4 に対する特異的IgE抗体測定（Immuno-CAP，Thermo Fisher Scientific）である．前述のとおり，豆乳のPFASでは，アナフィラキシーに進展するリスクが高いが，粗抗原である大豆ImmunoCAPは偽陰性となることがあるため，Gly m 4 特異的IgE抗体測定でスクリーニングする．また，被疑食品が豆乳以外でも，PR-10によるPFASが疑われる場合，Gly m 4 特異的IgE抗体測定でPR-10による交差反応を推察することができる．なお，プロフィリンの検査は上市されていない．また，LFSの鑑別には，Hev b 6.02 に対する特異的IgE抗体測定（ImmunoCAP）を行うとよい．粗抗原のラテックスに対するImmuno-CAPよりも特異度に優れている．

さらに，ジャムや缶詰などの加工品を用いたプリック-プリックテストを行って，加工品の摂取の可否を知ることができると，患者のQOL向上に役立つ．

おわりに

PFAS診断は，アレルゲンコンポーネント検査の導入で以前に比べ実施しやすくなった．しかし，検査項目の数はごく僅かで，PFASの診断方法として十分とはいえない．また，PFASのアレルゲン候補として，GRPという新しいプロテインファミリーが登場し，花粉との交差反応など明らかにすべき点が残されている．これらの課題の解決を目指した研究が今後さらに進み，臨床の場で，より精緻なOAS診断ができるようになることを期待する．

文　献

1) Amlot PL, Kemeny DM, Zachary C, et al：Oral allergy syndrome（OAS）：symptoms of IgE-mediated hypersensitivity to foods. Clin Allergy, **17**：33, 1987.

2) 猪又直子：39. 口腔アレルギー症候群と蕁麻疹. 古江増隆, 秀　道広（編）：178-185, 皮膚科臨床アセット 16　じんましん・血管性浮腫. 中山書店, 2013.

3) Ma S, Sicherer H, Nowak-Wegrzyn A：A survey on the management of pollen-food allergy syndrome in allergy practices. J Allergy Clin Immunol, **112**：784-788, 2003.

4) 猪又直子：口腔アレルギー症候群. J Environ Dermatol Cutan Allergol, **4**：125, 2010.

5) Inomata N, Miyakawa M, Aihara M：High prevalence of sensitization to gibberellin-regulated protein（peamaclein）in fruit allergies with negative immunoglobulin E reactivity to Bet v 1 homologs and profilin：Clinical pattern, causative fruits and cofactor effect of gibberellin-regulated protein allergy. J Dermatol, **44**：735-741, 2017.
   Summary　Bet v 1 関連タンパクやプロフィリンに感作されていない果物アレルギー患者では, 新規アレルゲンであるジベレリン制御タンパクに高率（65%）に感作されている.

6) Mansoor DK, Sharma HP：Clinical presentations of food allergy. Pediatr Clin North Am, **58**：315-326, 2011.

7) Sicherer SH, Sampson HA：Food allergy. J Allergy Clin Immunol, **125**（2 Suppl 2）：S116-S125, 2010.

8) Hauser M, Roulias A, Ferreira F, et al：Panallergens and their impact on the allergic patient. Allergy Asthma Clin Immunol, **6**：1, 2010.

9) Sampson HA：Update on food allergy. J Allergy Clin Immunol, **113**（5）：805-819, 2004.

10) Maeda N, Inomata N, Morita A, et al：Correlation of oral allergy syndrome due to plant-derived foods with pollen sensitization in Japan. Ann Allergy Asthma Immunol, **104**：205, 2010.
    Summary　日本の植物性食品による口腔アレルギー症候群は, カバノキ科花粉などの花粉感作との高い相関がみられ, 多くは花粉-食物アレルギー症候群であることが示唆された.

11) 猪又直子, 守田亜希子, 桐野実緒ほか：植物由来食物による口腔アレルギー症候群 63 例の検討—原因食物ごとの皮膚試験と特異 IgE 測定における陽性率の比較及び花粉感作状況について. アレルギー, **56**：1276-1284, 2007.

12) Tuppo L, Alessandri C, Pomponi D, et al：Peamaclein--a new peach allergenic protein：similarities, differences and misleading features compared to Pru p 3. Clin Exp Allergy, **43**：128-140, 2013.

13) Inomata N, Okazaki F, Moriyama T, et al：Identification of peamaclein as a marker allergen related to systemic reactions in peach allergy. Ann Allergy Asthma Immunol, **112**：175-177, 2014.
    Summary　モモのジベレリン制御タンパク Pru p7 は, モモアレルギーの中でも全身症状に進展する重症例に関連するアレルゲンであることを報告した.

14) Sénéchal H, Šantrůček J, Melčová M, et al：A new allergen family involved in pollen food-associated syndrome：Snakin/gibberellin-regulated proteins. J Allergy Clin Immunol, **141**（1）：411-414, 2018.
    Summary　ヒノキ花粉のジベレリン制御タンパクの感作は, 食物のジベレリン制御タンパクとの交差反応を引き起こし, 花粉-食物アレルギー症候群に関与する可能性が示唆された.

15) Klingebiel C, Chantran Y, Arif-Lusson R, et al：Pru p 7 sensitization is a predominant cause of severe, cypress pollen-associated peach allergy. Clin Exp Allergy, **49**（4）：526-536, 2019.

16) Tuppo L, Alessandri C, Giangrieco I, et al：Isolation of cypress gibberellin-regulated protein：Analysis of its structural features and IgE binding competition with homologous allergens. Mol Immunol, **114**：189-195, 2019.

17) Inomata N：Gibberellin-regulated protein allergy：Clinical features and cross-reactivity. Inomata N, **69**（1）：11-18, 2020.

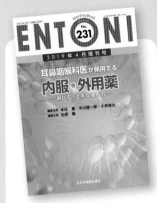
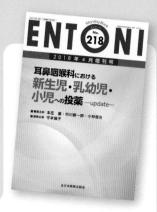

MB ENT, 254：21-27, 2021

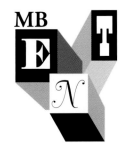

◆特集・口腔アレルギー症候群─診断と治療─

口腔アレルギー症候群：
シラカバ（カバノキ科）花粉症に伴うもの

山本哲夫[*1]　朝倉光司[*2]

Abstract シラカバ（カバノキ科）の花粉症は，半数程度に果物を食べる時に口腔や咽頭の過敏症を起こす OAS を伴う．原因食物はリンゴ，モモなどのバラ科果物が多い．OAS は女性に多く，シラカバ CAP クラスの増加とともに，OAS の有症率が増加し，原因食物数も増加した．症状の程度は様々であるが，口腔咽頭以外の症状は比較的少なく，摂取後の喘息発作は 14%，下痢や腹痛は 5% であった．また，シラカバ花粉の飛散する北海道内の居住歴が長いほど OAS の有症率が増加した．果物は通常加熱や調理によって摂取可能であるが，豆乳は例外で全身症状も出やすい．根本的な対策は，花粉回避を続け，体内の花粉 IgE を下げることである．

Key words 口腔アレルギー症候群(oral allergy syndrome)，シラカバ花粉(birch pollen)，果物(fruit)，野菜(vegetable)，豆乳(soy milk)

はじめに

カバノキ科の樹木であるシラカバ（シラカンバ）の花粉症や感作例には，共通抗原性のため，リンゴやモモなどの新鮮な果物や野菜を食べる時に，口の中やのどのかゆみやヒリヒリ感が起こる口腔や咽頭の過敏症を示す例がある[1]．北欧では 1940 年代の花粉症の論文に記載があり[2]，1980 年頃から多数の報告がみられるようになった[1]．札幌は気候や植生が北欧の都市と類似しており，シラカバ花粉症の増加に伴い，こういった例が増加したようである．我々は北欧の報告を参考に[1]，アレルギー性鼻炎の問診票の中に果物の症状の質問を加えて診療の一助としている．表題の口腔アレルギー症候群(oral allergy syndrome；OAS)のうち，今回のような例は花粉-食物アレルギー症候群(PFAS)としてとらえられている[3][4]．詳細は他の先生が述べられるが，シラカバ花粉と食物との間の交差抗原としては，シラカバの主要抗原であ

る Bet v 1(PR-10)と一部 Bet v 2(プロフィリン)が挙げられている[4]．

本稿では主に札幌で経験した例をもとに，一部北欧の報告と比べて述べる．道外では同じカバノキ科のハンノキ花粉症でも報告があり[5]，同様と考えていただきたい．なお，OAS の診断基準は「食物摂取時の口腔咽頭過敏症の既往と当該食物のプリックテスト陽性」であるが[6]，我々は食物の皮膚テストは基本的には行っておらず，口腔咽頭過敏症の既往を OAS として便宜上記載させていただく．

症例提示

症例 1：30 歳台，男性，屋外での仕事の多い会社員，札幌市

経　過：5 年前より 4〜6 月にかけてくしゃみ，鼻漏，鼻閉，目のかゆみが起こる．同年よりリンゴを食べると口の中やのどがかゆくなるようになった．その後，症状が強くなり，モモ，サクラ

[*1] Yamamoto Tetsuo，〒005-0003 北海道札幌市南区澄川三条 2-4-15　澄川メディカルビル 2F　やまもと耳鼻咽喉科，院長
[*2] Asakura Koji，ペウレ耳鼻咽喉科，院長

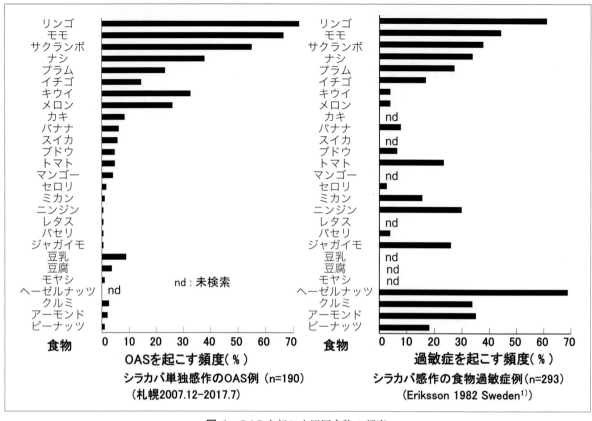

図 1. OASを起こす原因食物の頻度

ンボ，ナシでも症状が起こり，食べると耳の奥までかゆくなり，今は食べることはできないと言う．なお，生の果物では症状が起こるが，加熱したものや市販の果汁のジュースは大丈夫と言う．検査では特異的 IgE（ImmunoCAP（以下，CAP）クラス）はシラカバ 4＋，カモガヤ 0，ヨモギ 0，ダニ 0，リンゴ 3＋であった．

OAS の頻度と内容

　このような症例を集計したところ，札幌では季節性の鼻眼症状を伴ったシラカバ花粉症のうち，1998 年には 45％が OAS 症状を伴っており，以前の 1992 年より増加していた[7]．北海道では，1995年にシラカバの大量飛散があり[8]，この影響も考えられ，他の報告でも同様で，シラカバ花粉症の半数程度に OAS 症状を伴っていると思われる[9]．なお，シラカバ抗体陽性例では 37％に OAS 症状を伴っていた[10]．北欧では，シラカバ花粉症の70％に OAS などの食物過敏症を伴うという報告がある[1]．

　OAS の原因食物に関しては，エピソードのあった食物の頻度を図 1 に示す．対象は 2007 年12 月〜2017 年 7 月までのヨモギやイネ科花粉の合併感作を除外したシラカバ単独感作の OAS 190例である．右に参考に北欧での報告を示す[1]．リンゴからイチゴまでのバラ科果物が多く特徴的であるが，バラ科以外の果物や豆乳もみられた．シラカバの主要抗原である Bet v 1 は，植物界に広く分布する感染防御蛋白である PR-10 の一種であり，バラ科果実にも同族体が含まれ，摂取によりアレルギー症状を起こすことがある．バラ科果実による OAS 症状は大半が Bet v 1（PR-10）関連と思われる．バラ科果実以外でも，グラフのうちキウイ，カキ，トマト，マンゴー，セロリ，ニンジン，ジャガイモ，大豆，緑豆（モヤシ），ヘーゼルナッツ，アーモンド，ピーナッツは Bet v 1 の同族体の存在が確認されており，食物により類似性の程度に差はあるが，ある程度は Bet v 1 が共通抗原になっていると思われる[4]．なお，ヘーゼルナッツをはじめとするナッツ類は，北欧では多

いが日本では少なく，日本では摂取量自体が北欧より少ないためと考えられる[11)12)].

OASの有症率に関しては，シラカバCAPクラスが増加すると，OASを有する割合は直線的に増加し，シラカバCAPクラス6では7割以上の有症率であった(図2)[10)]．また，シラカバCAPクラスの増加とともに原因食物数も増加し，3/4は複数の食物で症状があった[10)]．すでに何かの果物で症状がある例は，他の果物も食べないようにしている例も少なくない．OASの発症にはシラカバ花粉の感作の有無と程度が強く影響すると思われる．

性別に関しては，当院も北欧の報告でも女性が多い[1)10)]．花粉症自体が一般には女性に多く，また果物の摂取や調理などで接触する頻度も女性のほうが高いためと言われている．ただし，女性より男性のほうが，屋外にいることが多いような職種ではその限りではない[7)]．なお，以前の調査では年齢階層による差はなかった[7)]．

症状の程度に関しては，症状はあるが一応食べることはできるという軽い例から，全く食べることはできないという例まで様々である．口腔咽頭以外の症状は比較的少なく，摂取後の喘息発作は14%，下痢や腹痛は5%であり，10%が当該食物との接触で皮膚の過敏症状があった(2007.12～2017.7)．同じ花粉関連のOASでも，比較的全身症状が多いヨモギ花粉などによるプロフィリン関連のOASと異なり[4)]，シラカバ花粉によるBet v1関連のOASでは，口腔咽頭症状が主で，重篤な全身症状を伴うことは少ない．しかし，稀ながら食べてショックを起こした例もあり，皆無ではないので注意は必要である．なお，リンゴの品種や果実の成熟度，また保存の温度などによりOASの症状や抗原量が増減することも報告されている[13)]．札幌では贈答に使われるような高級なリンゴのほうが症状が起こりやすい印象である．

OASの初発の時期に関しては，一般には花粉症を発症し，同時期かその後数年以内にOASを発症することが多いが，逆のこともある．中には

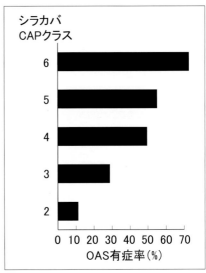

図2. シラカバCAPクラスとOASの有症率
(1995-2002シラカバCAP陽性例
n＝843)
(文献10より)

花粉症の症状を欠くこともある．初発の症状として，気道症状の先行する場合と食物症状の先行する場合の比率であるが，イタリア北部の報告では，シラカバ陽性のOAS例のうち，7%はOAS症状が気道症状に先行したと言われている[14)]．

いったんOASを発症した例のOAS症状の季節変動に関しては，通常は花粉の飛散時期と終了後の頃がもっとも強い．OAS症状も最初の頃は軽く花粉の飛散期のみで，冬には改善する例もあるが，年を経るにつれ，OAS症状が強くなり1年中続くという例も多い．また，症状の強い例では，花粉飛散のピーク時には，口の中が果物を食べているような感じがすると訴える例もある．

1．一般成人の中でのOASの頻度，居住歴

一般成人に対する札幌でのアンケート調査では，OAS症状を有する割合は全体では11%であった[12)]．バラ科果実に対するOAS症状は7.7%であったが，道内の居住歴20年以上では11%で，20年未満(4.2%)より多かった(図3)[12)]．抗体検査などは行っていないが，バラ科の果実に対するOAS症状は大半がシラカバ花粉関連のOASと考えられ，道内の居住歴が長くなるほど有症率が増加していた[12)]．また，シラカバ花粉症の罹患年数

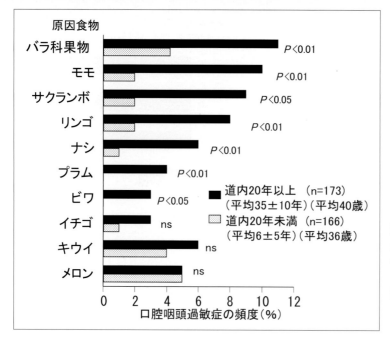

図 3.
道内居住年数と口腔咽頭過敏症
の頻度
(一般成人に対するアンケート
調査 n＝339)
(文献 12 より)

が長くなると OAS の有症率が増えると言われて
おり[9)14)], シラカバ花粉の多い地域に居住し, 長期
間花粉に曝露されることが OAS 発症に影響する
と思われる.

2. 豆乳の問題

症例 2: 60 歳台, 女性, 主婦, 札幌市, 森林の
近く(日耳鼻会報, 118:1124-1132, 2015.)

経 過: 10 歳頃より 4 月 5 月にかけ, 鼻と眼の
過敏症状がある. 40 歳台でリンゴを食べ, 口の中
やのどがかゆくなった. その後, モモ, サクラン
ボでも症状が起こり, まず目が腫れ, 次にのどの
症状が起こるという. 8 年前に豆乳を初めて飲み,
直後より目がかゆくなり腫れ, のどが痛く, 詰ま
り感が起こった. 右顔も腫れた. 翌年に冷えた寄
せ豆腐で症状があった.

検査では特異的 IgE(CAP クラス)はシラカバ
4＋, カモガヤ 0, ヨモギ 0, ダニ 1＋, 大豆 0,
Bet v 1 4＋, Bet v 2 0, Gly m 4 3＋であった.

豆乳は大豆から作られ, 凝固して豆腐になる前
の状態であるが(図 4), Bet v 1 の同族体である
Gly m 4 を含んでおり, 強いアレルギー症状を起
こすことがある. 札幌ではシラカバ陽性の OAS
例のうち, 9％程度に豆乳の OAS 症状の既往が
あった(図 1). 豆乳は短時間の加熱では抗原性は
減弱せず, 液体で一気に飲み込むため, 前胸部の

灼熱感や全身症状も出やすい. 健康食品ブームも
あり, 特に 2000 年代に入り消費量が増え, OAS
も目立つようになった. 検査では大豆よりも Gly
m 4 の CAP が陽性率が高い. リンゴなどのバラ
科の果物は症状が軽い例も多く, 果物を食べて異
常を感じた時点で中止して吐き出す例も少なくな
い. 一方, 豆乳は液体のためこういった対応は困
難で, しかも症状が強い. シラカバ陽性で果物の
OAS を有する例では, これまで豆乳で症状の既
往がなかった例でも, 豆乳の摂取には注意を要
し, 可能であれば避けたほうがよいかもしれな
い. なお, 豆腐は豆乳ににがりを加え凝固してお
り, 症状は出にくいことが多いが, 提示症例のよ
うに, 豆乳に近い寄せ豆腐などでは症状が起こる
例もある.

OAS の検査と診断

OAS の診断基準により, プリックテストは診
断には必要である[6)]. ただ, 多忙な花粉症の時期
に新鮮な果物を用意しておき, 果物に対するプ
リックテストを施行しておられる耳鼻咽喉科医は
少ないと思われる. 初診時には問診と主な花粉の
IgE 検査を行い, 再診時に検査結果をもとに, 臨
床的な診断として, 生活指導を行うほうが現実的
と思われる. 検査は, IgE 検査の場合, 当該食物

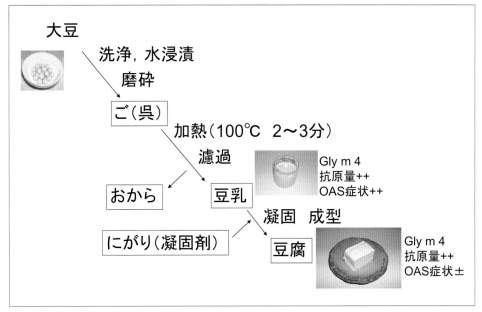

図 4. 豆腐の製造過程
豆乳ににがりを加えて凝固させたものが豆腐である．豆乳はすでに一定時間加熱されている．それにもかかわらず症状が出る．豆腐は豆乳と同様に抗原量は多いが，凝固しており症状は比較的出にくい

と花粉の IgE を調べるか，1 項目の場合は偽陰性を考慮し花粉の IgE を検査したほうがよい．

一方，非特異的な刺激として，メロン，パイナップル，キウイ，イチジク，パパイアなどの果物野菜類は蛋白分解酵素を含んでおり，口腔咽頭粘膜も蛋白質であるのでこれによる刺激が加わっている可能性があり，考慮しておく必要がある．ただ，こういった非特異的な刺激で，口内炎のような変化を起こすと，IgE を介した本来の OAS 症状がより強くなりやすい．

1．PR-10(Bet v 1)以外の抗原物質

詳細は他の先生が述べられるが，シラカバ花粉と食物の間の交差抗原としては PR-10（Bet v 1）以外にはプロフィリン（Bet v 2）が挙げられている[4]．一方，札幌でシラカバ感作陽性の OAS 例を調査したところ，Bet v 1 はほぼ全例が陽性で，Bet v 2 の陽性率は14％であったが，ヨモギやイネ科花粉合併感作例を厳密に除外（ともに CAP クラス 1 以上を除外）すると，Bet v 2 の陽性率は2％程度と低く，シラカバ花粉のみでプロフィリン（Bet v 2）まで感作されることは少ないと思われる（日耳鼻会報，122：209-215，2019.）．プロフィ

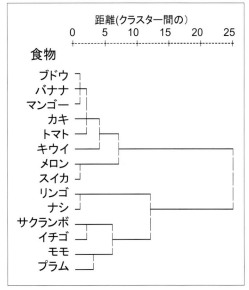

図 5. OAS 症状を起こす原因食物に対して，クラスター分析を用いて，作成されたデンドログラム
OAS の原因として，どういった食物同士が伴いやすいかを調べた．図の末梢（左）で合併するもの同士ほど，距離が近く，関係が強い．図の中枢（右）で合併するもの同士ほど，距離が遠く，関係が弱い（1995-2002 シラカバ CAP 陽性の OAS 例　n＝272）
（日耳鼻会報，111：588-593，2008 より）

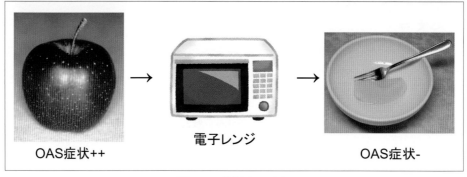

図 6. 果物摂取の対応

対応：切り身にして，電子レンジで加熱．多くは摂取可能．食物の PR-10(Bet v1 関連
　　　抗原)は加熱などに不安定．ただし，豆乳は例外
予防：花粉回避を続け，花粉 IgE を下げる

リン感作例は大半がヨモギ(地域によってはブタクサ)やイネ科花粉の合併感作のためと考えられた．

2．OAS 例は他の果物を食べても良いか？

この質問に答えるため，問診結果をもとに，クラスター分析と一致係数を用いて，お互いに伴いやすい原因食物のグループ分けをした(図 5)(日耳鼻会報，111：588-593，2008.)．バラ科の果物同士は伴いやすいが，イチゴは一致係数では少し傾向が異なっていた．メロンとスイカは伴いやすく，バラ科以外の果物同士はある程度伴いやすいという結果であった．シラカバ陽性で何かのバラ科の果物で症状のある例は他のバラ科果実でも症状が起こる可能性が考えられる．

一方，食べたことのない食物に対し，多項目の IgE を網羅的に検査することも考えられるが，果物で症状があっても，当該食物の粗抗原の IgE では陽性率は低く，また果物の IgE が陽性でも，実際には食べても症状のない偽陽性も多く，コストの面からも勧められない．個々の食物に対する IgE 検査はコンポーネントも含め基本的には症状のある食物の感作の確認に用いられるものと考えられる．

主な花粉(カバノキ科 [シラカバやハンノキ]，キク科 [ヨモギやブタクサ]，イネ科)の IgE を検査し，問診票でこれまで症状のあった果物のリストを記入していただき，過去の症状の程度と合わせ助言するのが現実的と思われる．

OAS の対応

バラ科の果実は，加熱や調理によって摂取可能となることが多い．また，缶詰やアップルパイは多くは大丈夫である．リンゴ，ナシでは電子レンジで加熱し，冷やせば摂取可能のことが多い(図6)．果物中の PR-10 は熱などに対し不安定である．ただし，豆乳は例外である．

抗ヒスタミン薬の予防内服に関しては，予防内服によって食物摂取時の OAS 症状が軽減する可能性はある．ただ，実際には花粉症を発症後，花粉飛散期や飛散終了頃，抗ヒスタミン薬を使用中に，新鮮な果物を食べ OAS 症状を初発することが多い．OAS 症状の軽い例には良いかもしれないが，症状の強い例には効果を期待するのは難しいと思われる．

1．OAS の増加の原因と根本的な対策

一義的にはシラカバ花粉症や感作例の増加が，OAS の増加の直接の原因であるが，私見であるが，ステロイド点鼻や初期療法などの花粉症に対する対症療法の進歩が OAS の増加の一因と筆者は考えている．こういった治療により，花粉を少々浴びても鼻眼症状がなく，普通に生活できるようになるが，結果的に個人の花粉曝露量が多くなり，体内の花粉 IgE が増え，果物の症状が増加し強くなってくる．

根本的な対策は，花粉を浴びないようにライフスタイルを変えていただくことである．たとえば，仕事が外勤から内勤に変わったり，趣味のゴ

ルフをやめ，室内の運動へと切り替えたりすると
数年後には新鮮な果物摂取が可能になる例を経験
する．本州のスギは花粉数が1〜2桁多く，家の中
にいても，ある程度の数の花粉を浴びてしまう．
一方，北海道のシラカバは花粉数がそこまで多く
はなく，花粉対策を続けることによって体内の花
粉IgEを下げ，果物の症状をコントロールするこ
とも可能かと思われる．

文 献

1) Eriksson NE, Formgren H, Svenonius E：Food hypersensitivity in patients with pollen allergy. Allergy, **37**：437-443, 1982.
   Summary シラカバ花粉関連食物に対する過敏症はシラカバ花粉アレルギーの70%にあり，女性とシラカバの感作が強いほど多い．

2) Juhlin-Dannfelt C：About the occurrence of various forms of pollen allergy in Sweden. Acta Med Scand Suppl, **206**：563-577, 1946.
   Summary 花粉症の頻度を述べ，シラカバなどの花粉症はヘーゼルナッツや新鮮なリンゴなどの摂取で口腔咽頭の過敏症を起こすと記載．

3) Ortolani C, Ispano M, Pastorello E, et al：The oral allergy syndrome. Ann Allergy, **61**：47-52, 1988.

4) Matricardi PM, Kleine-Tebbe J, Hoffmann HJ, et al：EAACI Molecular Allergology User's Guide. Pediatr Allergy Immunol, **27** Suppl 23：1-250, 2016.

5) 小笠原 寛：オオバヤシャブシ花粉症に合併する口腔アレルギー症候群. 口咽科, **13**：165-171, 2001.

6) 森田栄伸，松永佳世子，秀 道広ほか：口腔アレルギー症候群：4-5, 特殊型食物アレルギーの診療の手引き. 2015.

7) 山本哲夫，朝倉光司，白崎英明ほか：札幌のシラカバ花粉症とoral allergy syndrome. アレルギーの臨床, **24**：870-874, 2004.

8) 白崎英明，山本哲夫，才川悦子ほか：札幌市のシラカバ花粉飛散状況と気象との関係について. 日耳鼻会報, **117**：653-657, 2014.

9) 東松琢郎，川堀眞一：シラカンバ花粉症と口腔アレルギー症候群. 口咽科, **13**：209-214, 2001.

10) 山本哲夫，朝倉光司，白崎英明ほか：花粉の感作と口腔アレルギー症候群. 日耳鼻会報, **108**：971-979, 2005.

11) Eriksson NE, Werner S, Foucard T, et al：Self-reported hypersensitivity to exotic fruit in birch pollen-allergic patients. Allergol Int, **52**：199-206, 2003.
    Summary シラカバ花粉感作の食物過敏症に対し，各食物の摂取歴と過敏症に関する質問を行った．

12) 山本哲夫，朝倉光司，白崎英明ほか：シラカバ花粉関連食物を含む果物，野菜，ナッツ類の摂取と過敏症に関するアンケート調査. 日耳鼻会報, **116**：779-788, 2013.

13) Sancho AI, Foxall R, Browne T, et al：Effect of postharvest storage on the expression of the apple allergen Mal d1. J Agric Food Chem, **54**：5917-5923, 2006.

14) Asero R, Massironi F, Velati C：Detection of prognostic factors for oral allergy syndrome in patients with birch pollen hypersensitivity. J Allergy Clin Immunol, **97**：611-616, 1996.

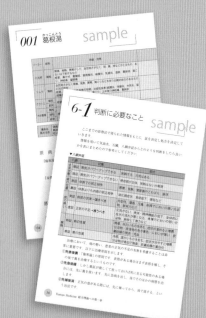

MB ENT, 254：29-36, 2021

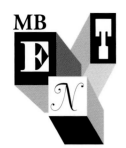

◆特集・口腔アレルギー症候群─診断と治療─

口腔アレルギー症候群： カバノキ科以外の花粉症に伴うもの

朝倉光司[*1]　山本哲夫[*2]

Abstract　カバノキ科以外の花粉症で OAS を高頻度に発症するものとしては，weed 花粉症とイネ科花粉症が挙げられ，今回はヨモギ花粉症とイネ科花粉症を取り上げた．これらの花粉には，Bet v 1 関連抗原は含まれず，マイナー抗原であるプロフィリンが OAS 抗原となって，メロン，スイカ，キウイ，バナナ，パイナップル，トマト，オレンジ，バラ科果物など比較的広範な食物で OAS が生じる．また，ヨモギ花粉症では，頻度は低いものの，セロリ・ヨモギ・スパイス症候群を特徴的に認める．ヨモギ花粉症やイネ科花粉症など，プロフィリンを介する OAS は，重い症状を合併することが多い傾向にある．Bet v 1 関連抗原とプロフィリンともに有する食物の OAS は，カバノキ科以外の花粉症の多い地域ではプロフィリンを介することが多い．また，多量の花粉の曝露を受けるイネ科花粉症ではシラカバ花粉を含めた多くの樹木，weed，食物のpolysensitization が生じると報告されている．

Key words　口腔アレルギー症候群(oral allergy syndrome)，OAS 抗原(OAS antigen)，OAS 食物(OAS foods)，OAS 症状(OAS symptoms)，地域性(regional characteristics)，多重感作(polysensitization)

はじめに

　今回筆者に与えられた題目は，カバノキ科以外の花粉症に伴う口腔アレルギー症候群(oral allergy syndrome：OAS)である．秋の weed 花粉症は，本州ではブタクサ花粉症，北海道ではヨモギ花粉症が主体となるが，いずれもキク科の花粉で互いに高い交差反応性を有するため，今回は筆者の経験も踏まえてヨモギ花粉症の OAS を中心に取り上げた．イネ科花粉症の OAS に関しては，本邦の報告が極めて少ないことから，ヨーロッパの報告を数多く参考にした．これらの花粉症関連の OAS に関して，① 原因抗原と OAS 食物の関連性，② OAS 症状と重症度，③ OAS の地域特性および ④ polysensitization(多重感作)の問題について述べる．

OAS の原因抗原と OAS 食物の関連性

　OAS の原因抗原は，加熱処理や消化液で容易に分解されることを特徴とするクラス 2 の食物アレルゲンであり，耐熱性と消化耐性を特徴とするクラス 1 の食物アレルゲンとは区別される．この抗原特性がある故に OAS 食物を摂取した際に，口腔咽頭症状は高頻度に生じるが，消化管内で簡単に分解されてしまうため，腹部症状や全身反応を呈することは少ない．

　クラス 2 の食物アレルゲン，すなわち OAS 抗原としてのコンセンサスを得ているものとして，① 感染特異的タンパク質である PR-10 family の Bet v 1 関連抗原および ② 細胞骨格タンパク質アクチン結合性の pan-allergen として知られるプロフィリンが挙げられる．Bet v 1 関連抗原は，シ

[*1] Asakura Koji，〒066-0062 北海道千歳市千代田町 7-1789-3　千歳ステーションプラザ 5F　ペウレ耳鼻咽喉科，院長
[*2] Yamamoto Tetsuo，やまもと耳鼻咽喉科，院長

表 1. 各花粉中の OAS 抗原

		シラカバ花粉	ヨモギ花粉	イネ科花粉	OAS 食物
OAS 抗原	PR-10	Bet v 1（99%）	なし	なし	バラ科果物主体
	Profilin	Bet v 2（14%）	Art v 4（36%）	Phl p 12（15%）	非バラ科食物主体

（　）各花粉症での感作率

ラカバ花粉の主要アレルゲンの Bet v 1 があり，食物ではバラ科果物，セロリ科食物，大豆，ピーナッツなどに含まれており，シラカバ花粉の OAS で重要な役割を果たしている．プロフィリンは，シラカバ花粉の Bet v 2，ヨモギ花粉の Art v 4，ブタクサ花粉の Amb a 8，イネ科花粉のグループ 12，チモシー花粉の Phl p 12 など，各花粉中にマイナーアレルゲンとして同定されており，非バラ科食物，バラ科食物など，植物性食物の広範囲の交差反応性に関与する[1]．

　各花粉中の OAS 抗原を表 1 に整理したが，シラカバ花粉症患者での Bet v 1 および Bet v 2 の感作率は，99.15% および 14.0% である[2]．

　一方，ヨモギ花粉，ブタクサ花粉およびイネ科花粉には Bet v 1 関連抗原は含まれず，マイナー抗原であるプロフィリンが OAS 抗原の中心となっている．各々の花粉症におけるプロフィリンの感作率は，ヨモギ花粉の Art v 4 で 36%，ブタクサの Amb a 8 で 35～50%，イネ科花粉のチモシーの Phl p 12 で 15% と報告されている[3]．

　なお，イネ科花粉はシラカバ花粉より 10 倍以上多い量のプロフィリンを含有すると報告されている[4]．札幌のシラカバ花粉症関連の OAS 患者を対象にプロフィリン CAP 陽性率を調べた結果，シラカバ単独感作例で 5.3%，イネ科感作が加わった例で 8.1%，ヨモギ感作が加わった例で 11.1%，さらにイネ科とヨモギ感作が加わった例では 45.8% に跳ね上がる．この影響力を考えるとヨモギ花粉もイネ科花粉に劣らず多量のプロフィリンを含有すると推察される[2]．

　OAS 食物のプロフィールに関して，ヨモギ花粉症の多い室蘭市の OAS 患者 57 例を対象とした調査を行った[5]．なお，OAS 患者全体の花粉特異的 IgE 抗体陽性率（Lumiward 法）は，ヨモギ 75.4%，シラカバ 52.6%，カモガヤ 42.1%，HD 52.6% であり，ヨモギとシラカバそれぞれの

Lumiward スコアが高くなるほど有意に OAS 合併率は上昇し，ヨモギの Lumiward スコア 6 では 80% の OAS 合併率であった．図 1 に室蘭市全体，さらにシラカバ Lumiward 陽性群とシラカバ陰性群について OAS 食物頻度を示した．室蘭市の全体像ではバラ科果物 OAS は 20% 前後で，シラカバ主体の札幌市の 50～60% よりは明らかに低率である．室蘭市のシラカバ陽性群と陰性群のプロフィールの違いは，Bet v 1 関連のバラ科果物頻度の差であり，シラカバ陰性群のプロフィールは，室蘭市のシラカバ以外の花粉症による OAS プロフィールすなわち，ヨモギ花粉症およびイネ科花粉症関連の OAS を反映する．また，同じ室蘭市の OAS 症例を対象にクラスター解析を用いて，OAS 食物および各花粉 Lumiward 陽性の相互の関連性の強さを調べた結果，シラカバ花粉 Lumiward 陽性の因子はバラ科果物 OAS と同じクラスターに包含され，ヨモギ花粉陽性の因子，イネ科花粉陽性の因子はともに非バラ科食物 OAS と同じクラスターに含まれていた（図 2）[6]．

　Wensing らは，シラカバ，イネ科，ヨモギ花粉のいずれかに感作されたオランダ OAS 患者 52 例を対象として，Bet v 1 特異的 IgE 抗体価，Bet v 2 特異的 IgE 抗体価および OAS 食物特異的 IgE 抗体価との間でクラスター解析を行った結果，Bet v 1 とバラ科果物の群および Bet v 2 と非バラ科食物の群の 2 つのクラスターに大別された[7]．

　このように，ヨモギ花粉症やイネ科花粉症ではプロフィリンを介して主に非バラ科食物の OAS をきたすと考えられる．

　さらにヨモギ花粉，イネ科花粉および OAS 食物中のプロフィリンは，そのアミノ酸配列の相同性に様々の違いが存在すると考えられるため，各花粉症に特徴的な OAS 食物プロフィールがありうると期待された．そこで，今回ヨモギ花粉やカモガヤ花粉の単独感作例の OAS 食物のプロ

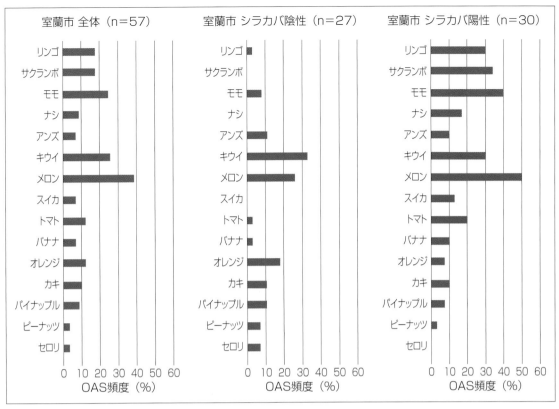

図 1. OAS の原因食物

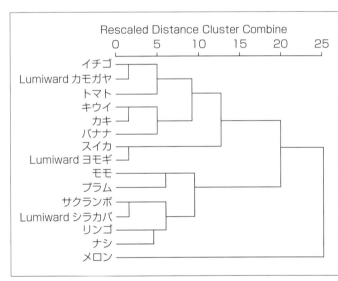

図 2.
室蘭市の OAS 患者を対象とした
クラスター分析（n＝57）

フィールの比較検討を試みた.

　前述の室蘭市 OAS 例の中のヨモギ単独感作例[5]，2017年に報告した札幌市の OAS 例[8]の中の，ヨモギ単独感作例とカモガヤ単独感作例の OAS 食物の主なプロフィールを表2に示した. さらに，Alvaradoらの報告[9]から，シラカバの植生しない

スペイン中央部のイネ科花粉症の OAS 食物を表2に付記した.

　この表をみるとヨモギ花粉症，イネ科花粉症に関係なく，ウリ科のメロン，スイカ，マタタビ科のキウイおよびバラ科果物，バショウ科のバナナ，その他にパイナップル，ミカン（オレンジ）の

表 2. ヨモギ花粉, イネ科花粉単独感作例の OAS 食物プロフィール

	ヨモギ単独 室蘭市(n=12)	ヨモギ単独 札幌市(n=12)	カモガヤ単独 札幌市(n=12)	イネ科 中央スペイン(n=26)[9]
ウリ科	メロン 3*	メロン 5 スイカ 1	メロン 3 スイカ 1	メロン 22 スイカ 14
バラ科	リンゴ 1	リンゴ 5 モモ 4	モモ 1 サクランボ 1 イチゴ 2	リンゴ 5 モモ 8 サクランボ 1 イチゴ 3 ナシ 1
マタタビ科	キウイ 3	キウイ 5	キウイ 5	キウイ 7
セリ科	セロリ 2	セロリ 1		
バショウ科		バナナ 1		バナナ 11
その他	ミカン 3 タマネギ 2 パイナップル 1 アーモンド 2 ピーナッツ 1 クルミ 1	ブドウ 1 ジャガイモ 1 ピーナッツ 2 クルミ 1	カキ 1 マンゴー 1	オレンジ 9 トマト 8 パイナップル 1 アーモンド 2 ピーナッツ 2 クルミ 3

＊OAS 例数

OAS がほぼ共通してみられるのがわかる. また, 札幌の OAS 食物でヨモギ CAP と有意に密接のある食物として, メロン, スイカ, セロリ, トマトがリストアップされ[8], また札幌のシラカバ CAP 陽性の OAS 患者において, Bet v 2 CAP 陽性群が陰性群より有意に高率にみられる OAS 食物としてメロン, スイカ, キウイ, バナナ, トマト, カキが挙げられる[2]. つまり, これらの OAS 食物は各花粉症の特徴を示すものは少なく, 現時点ではプロフィリンという OAS 抗原を介した大きな OAS のクラスターを形成していると考えたほうが良さそうである. また, シラカバ以外の花粉症の OAS 食物のプロフィールの特徴としては, シラカバ花粉症と比較してバラ科果物の頻度が著明に低い点にあると捉え, 細部は今後の課題としたい. なお, ヨモギ花粉症では日本での頻度は低いものの, 後述するようなセリ科のセロリや香辛料による比較的重症の OAS(セロリ・ヨモギ・スパイス症候群)が特徴的に認められる.

また, OAS とは異なるが, ヨモギ, ブタクサはキク科の花粉なので, キク科のフキの蕾である「ふきのとう」や食用菊の摂取で重症のアレルギー反応を引き起こすことがあるので注意が必要である.

OAS 症状

OAS 症状は, ① 口腔咽頭症状(OAS), ② 胃腸(GI)症状, ③ 蕁麻疹などの皮膚症状, ④ 呼吸苦, 喘息症状などの呼吸器症状, ⑤ アナフィラキシーに分類される. 通常は OAS のみの症例が多いが, 中には消化管内に達して消化器症状をきたしたり, 吸収されて全身性の症状を呈する場合があるので注意を要する.

ヨモギ花粉症が主体の室蘭市の OAS 症例における OAS 症状のプロフィールを表 3 に示した. ヨモギ抗体価 4～6 クラスの群 18 例では, 全身反応である蕁麻疹 4 例, 喘息 1 例およびアナフィラキシー 2 例であるのに対して, 2～3 クラスの群 25 例では, 蕁麻疹 4 例のみ, さらに 0～1 クラスの群 14 例では蕁麻疹 1 例のみというように, ヨモギ抗体価が高い程重症例が増える傾向を示した. また, 同じ症例でシラカバ抗体価との関連をみると, 4～6 クラスの群 10 例はすべて OAS のみで腹部症状を呈するものもいないことから, シラカバ抗体は OAS の重症度には関与していないことが推察された[5]. シラカバの植生のないスペイン中央部のイネ科花粉症 26 例の OAS 症状をみても, OAS のみは 12 例で, 他の 14 例では胃腸症状 7

表 3. 各花粉特異的 IgE レベルと OAS 症状

| | | | OAS 症状 | | | | |
	Lumiward スコア	症例数	口腔咽頭症状	胃腸症状	蕁麻疹	喘息・呼吸苦	ショック
ヨモギ特異的 IgE レベル	4〜6	18	17	3	4	1	2
	2, 3	25	21	6	4	0	0
	0, 1	14	12	2	1	0	0
シラカバ特異的 IgE レベル	4〜6	10	10	0	0	0	0
	2, 3	19	18	2	3	1	1
	0, 1	28	22	9	6	0	1
	計	57	50	11	9	1	2

表 4. OAS 重症例の OAS 食物

OAS 症状	OAS 食物
ショック	リンゴ, カレー(スパイス)
喘息	リンゴ
蕁麻疹	リンゴ, アンズ, メロン, オレンジ, グレープフルーツ, セロリ 2, カレー(スパイス), ラーメン アーモンド, ピーナッツ, クルミ
胃腸症状	キウイ 2, メロン 2, スイカ, オレンジ 2, グレープフルーツ カキ 2, ナガイモ, タマネギ, カレー(スパイス)

例, 全身蕁麻疹 4 例, 呼吸苦やアナフィラキシー 5 例の合併を認めており, やはり重症例が比較的多くなっていた[9].

さらに, 室蘭市の症例の中で, 消化器症状や全身症状を呈した比較的重症例の原因食物を表 4 に示したが, 非バラ科食物がほとんどで, リンゴやアンズについても感作花粉抗体価から判断するとヨモギ関連と考えられる症例であった[5]. したがって, 重症 OAS 例ではヨモギ花粉のプロフィリンの関与が強く推察された. なお, セロリやスパイスが原因の重症 OAS の 1 例は, ヨモギ花粉抗体価 5 クラスで, シラカバ, カモガヤおよび HD は陰性で, セロリ, クルミおよびピーナッツで OAS と全身蕁麻疹, カレーのスパイスで OAS に加えて, 腹部症状, 蕁麻疹, アナフィラキシーを発症しており, セロリ・ヨモギ・スパイス症候群の 1 例と考えられた.

このように, プロフィリンを OAS 抗原とするヨモギ花粉症やイネ科花粉症では比較的重症の OAS 症状を呈しうることが示された.

プロフィリン関連は, どうして重症例が多い?

通常 OAS では食べ物を口にしただけで, 口腔内に刺激感(かゆみやピリピリ感)が出現するため, それ以上食べ続けることは少ない. しかし, カレーのようにスパイシーな食べ物や原因食物が隠し味として含まれている場合には, 口腔咽頭症状に気づかずに比較的多量に食べてしまう可能性がある. 通常クラス 2 抗原は消化管内で分解されてしまうので, 消化管症状や全身症状をきたしにくいとされている. しかし, セロリの OAS アレルゲンである Api g 1(Bet v 1関連)と Api g 4(プロフィリン)が in vitro の消化操作に相当程度の安定性を示すこと[10], さらに Ap g 4 は Ap g 1 より高い耐熱性を示すこと[11]が報告されている. したがって, 比較的多量に経口摂取してしまうと, 分解されずに残ったプロフィリンで重症の OAS 症状をきたしうる.

またプロフィリンは, 特異的 IgE 抗体を介して比較的高い生物活性(免疫原性)を示すことが知られている. 具体的には, in vitro のヒスタミン放出反応[12], 皮膚反応[12], 経鼻誘発反応[4], 経気道誘発反応[4]が生じることが示されている. また Alvarado らは, OAS を有するプロフィリン皮膚テスト陽性, LTP 皮膚テスト陰性のイネ科花粉症患者に対してプロフィリンの経口チャレンジを

表 5. 室蘭市および札幌市のモモ OAS 患者
—リコンビナントモモ抗原特異的 IgE 抗体保有状況—

	n		Pru p 1 のみ	Pru p 1 & Pru p 4	Pru p 4 のみ
シラカバのみ	2	札幌 2	2	0	0
シラカバ&カモガヤ	1	札幌 1	1	0	0
シラカバ&ヨモギ	2	札幌 1	1	0	0
		室蘭 1	1	0	0
シラカバ&ヨモギ&カモガヤ	9	札幌 4	2	2	0
		室蘭 5	3	2	0
ヨモギ&カモガヤ	2	室蘭 2	0	0	2
全体	16	札幌 8	6	2	0
		室蘭 8	4	2	2

行ったところ，多くの例で低用量のプロフィリンで grade Ⅲ（OAS および全身性症状）あるいは grade Ⅳ（OAS および口蓋垂浮腫あるいは緊急救命的な反応）という重度の陽性反応を示したことから，高レベルの grass pollen の曝露を受けている OAS 患者群ではプロフィリンは complete food allergen として働く可能性があると提唱している[9]．

OAS の地域特性

飛散する花粉の種類と量，食生活などの影響で OAS の地域特性が現れ，同じ食物の OAS でも地域により原因花粉症や原因抗原が異なることがある．

ヨモギ花粉症の多い室蘭市とシラカバ花粉症の多い札幌市のモモ OAS 症例を対象として，モモのリコンビナント抗原の CAP RAST を調べた結果，rPru p 1（モモの Bet v 1 関連抗原）CAP スコアはシラカバ花粉 CAP スコアおよび rBet v 1 CAP スコアと有意の正の相関を示し，rPru p 4（モモのプロフィリン）CAP スコアはヨモギ花粉 CAP スコアおよび rBet v 2 CAP スコアと有意の正の相関を示した．地域別でみると，札幌市ではシラカバ関連で Pru p 1 を主体とする例がほとんどであったが，室蘭市ではヨモギ関連で Pru p 4 を介する例が比較的多く，Pru p 4 のみ陽性の 2 例はいずれも室蘭の症例であった（表5）[13]．

また，シラカバ植生のないスペイン中央部のモモ感作を合併したイネ科花粉症患者の調査では，プロフィリンが共通抗原として重要と報告されて

いる[14]．このように，ヨモギ花粉症やイネ科花粉症を主体とする地域では，同じバラ科の OAS でもプロフィリンを介したものが多くなる．

なお，地中海地方やスペインではモモ LTP を介した比較的重症なモモアレルギーがよく知られている[15]が，この場合 LTP はクラス 1 の食物アレルゲンであり OAS とは異なる．なお，前述の我々の検討では札幌市や室蘭市のモモ OAS 患者で rPru p 3（モモ特異的 LTP）CAP 陽性例は認めなかった[13]．

セロリ OAS でも同様な地域差があることが報告されており，中部ヨーロッパではシラカバ花粉関連の Bet v 1 関連抗原が，南部ヨーロッパではヨモギ花粉関連のプロフィリンがより重要である[16]．

Polysensitization，抗原解析の問題

OAS を合併する例は，花粉症単独の例に比べると，プロフィリン特異的 IgE の陽性率が高いことはよく知られている．また，シラカバの植生がなく，多量のイネ科花粉に曝露されている OAS 重症例では，イネ科花粉と同時にシラカバを含めた複数の樹木花粉，weed 花粉や食物アレルゲンの感作を伴っていることが多いと報告されている[9][12][14][17]．

シラカバの植生のない中央スペインにおいて，バラ科果物で比較的重症の OAS を呈するイネ科花粉症 16 例で検討した Van Ree らの報告[12]では，シラカバ RAST 陽性 14 例，リンゴ RAST 陽性 12 例，モモ RAST 陽性 15 例であったが，3 例以外

は Bet v 1 RAST 陰性であり，また 12 例でプロフィリン RAST 陽性であったことより，プロフィリンを介してこれらの RAST が陽性を示したと考えられた．同じく中央スペインのイネ科花粉症を対象とした Cuesta-Herranz らの報告[14]では，花粉症のみのコントロール群に比してモモ感作群ではシラカバを含む樹木花粉や weed 花粉の SPT（皮膚プリックテスト）の陽性率が有意に高く，さらにウエスタンブロット解析の結果プロフィリンがこれらの共通抗原となっていると明らかにされた．これらのことより，シラカバの植生のないイネ科花粉地域ではプロフィリンが OAS に重要な役割を果たし，さらにプロフィリンを介してシラカバを含めた複数の樹木花粉や weed 花粉など分類学上関連性のない花粉の polysensitization をきたしうる．以前我々は，ヨモギ CAP で 5 クラス，シラカバ CAP で 3 クラス，カモガヤで CAP 2 クラスのモモの OAS 患者において，リコンビナント抗原を調べた結果，rBet v 1 CAP や rPru p 1（モモの Bet v 1）CAP ともに 0 クラスで，rBet v 2 CAP で 4 クラス，rPru p 4（モモのプロフィリン）CAP で 3 クラスを示したことから，プロフィリンを介してシラカバ花粉 CAP に陽性を示したと考えられるヨモギ花粉症の 1 例を経験した．このことは，Bet v 1 関連抗原とプロフィリンの両者を保有する花粉や食物の感作診断には注意を要し，コンポーネント診断の必要な場合もありうると考えられる．

まとめ

1）ヨモギ花粉症やイネ科花粉症では，プロフィリンを交差抗原として，メロン，スイカ，キウイ，バナナ，パイナップル，ミカン（オレンジ）およびバラ科果物など広範な食物による比較的重症の OAS が出現する．

2）ヨモギ花粉症では日本での頻度は低いが，セロリ・ヨモギ・スパイス症候群が特徴的に生じうる．

3）多量の花粉曝露を受けるイネ科花粉症

OAS 患者では，プロフィリンを介してシラカバ花粉を含めた多数の樹木花粉，weed 花粉および広範囲の食物の polysensitization が生じうる．

参考文献

1) Carlson G, Coop C : Pollen food allergy syndrome(PFAS) : A review of current available literature. Ann Allergy Asthma Immunol, **123** : 359-365, 2019.
   Summary PFAS の発生率，症状，病因，交差反応性および治療について，多くの文献を参考に総合的に解説している．
2) 山本哲夫，朝倉光司，白崎英明ほか：シラカバ花粉 IgE 陽性の口腔咽頭過敏症における各種花粉とプロフィリン（Bet v 2）感作との関係．日耳鼻会報，**122** : 209-215, 2019.
3) Molecular Allergology : User's guide published by the Europian Academy of Allergy and Clinical Immunology, 2016.
4) Monica Ruiz-Garcia, Garcia del Potro M, Fernandez-Nieto M, et al : Profilin : A relevant aeroallergen? J Allergy Clin Immunol, **128** : 416-418, 2011.
5) 朝倉光司，本間　朝，山崎徳和ほか：口腔アレルギー症候群と各種花粉感作，特にヨモギ花粉感作との関連性．アレルギー，**55** : 1321-1326, 2006.
6) 朝倉光司，白崎英明，山本哲夫：花粉症と食物抗原．臨床免疫・アレルギー科，**50** : 173-178, 2008.
7) Wensing M, Akkerdaas JH, Astrid van Leeuwen W, et al : IgE to Bet v1 and profilin : Cross-reactivity patterns and clinical relevance. J Allergy Clin Immunol, **110** : 435-442, 2002.
8) 山本哲夫，朝倉光司，白崎英明ほか：各種吸入性抗原の感作と口腔咽頭過敏症を起こす原因食物．日耳鼻会報，**120** : 1147-1154, 2017.
9) Alvarado MI, Jimeno L, De La Torre F, et al : Profilin as a severe food allergen in allergic patients overexposed to grass pollen. Allergy, **69** : 1610-1616, 2014.
10) Jankiewicz A, Baltes W, Bogl KW, et al : In vitro study of the gastrointestinal stability of celery allergy. Food Agric Immunol, **9** : 203-217, 1997.

11) Jankiewicz A, Baltes W, Bogl KW, et al：Influence of food processingon the immunochemical stability of celery allergens. J Sci Food Agric, **75**：359-370, 1997.

12) Van Ree R, Fernandez-Riva M, Cuevas M, et al：Pollen-related allergy to peach & apple：An important role for profilin. J Allergy Clin Immunol, **95**：726-734, 1995.

13) 朝倉光司, 山本哲夫, 白崎英明ほか：モモ口腔アレルギー症候群における食物抗原と花粉抗原の関連性—リコンビナントモモ抗原特異的 IgE レベルの検討—. アレルギー, **58**：133-139, 2009.

14) Cuesta-Herranz J, Lazaro M, Martinez A, et al：Pollen allergy in peach-allergic patients：Sensitization and cross-reactivity to taxonomically unrelated pollens. J Allergy Clin Immunol, **104**：688-694, 1999.

15) Gmboa PM, Caceres JF, Antepra I, et al：Two different profiles of peach allergy in the noth of Spain. Allergy, **62**：408-414, 2007.

16) Vieths S, Jankiewicz A, Wuthrich B, et al：Immunoblot study of IgE binding allergens in celery roots. Ann Allergy, **75**：48-55, 1995.

17) Asero R, Monsalve R, Barber D：Profilin sensitization detected in office by skin prick test：a study of prevalence and clinical relevance of profilin as a plant food allergen. Clin Exp Allergy, **38**：1033-1037, 2008.

Summary 花粉症患者のうちプロフィリン皮膚テスト陽性例は陰性例より有意に高率に OAS を呈し, シラカバを含む多くの花粉抗原皮膚テストに陽性を示した.

MB ENT, 254：37-43, 2021

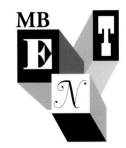

◆特集・口腔アレルギー症候群—診断と治療—

ラテックス-フルーツ症候群

矢上晶子*

Abstract ラテックス-フルーツ症候群は，ゴム手袋やゴム風船などの天然ゴムラテックス製品による即時型アレルギーであるラテックスアレルギーを発症した患者が，果物や野菜に対しても即時型アレルギー反応を起こす現象をさす．約半数のラテックスアレルギー患者は果物や野菜に対し過敏反応を呈するとされ，ラテックスタンパク質と果物／野菜に含まれるタンパク質の交差反応性に基づく．交差反応を起こすとされる食物は多岐にわたるが，特にバナナ，アボカド，栗，キウイはアナフィラキシーショックなど重篤な即時型反応を誘発する．この場合は，ラテックスアレルギーの主要抗原であるヘベイン(Hev b 6. 02)と前述した果物に含まれるクラスⅠキチナーゼとの交差反応性により誘発される．検査は特異 IgE 抗体値やプリックテストなどで行い診断する．現時点では治療法は確立されておらず，原因となる果物や野菜を避けるよう患者に指導する．

Key words クラスⅠキチナーゼ(class Ⅰ chitinase)，交差反応性(cross-reactivity)，ヘベイン(hevein)(Hev b 6. 02)，ラテックスアレルギー(latex allergy)，ラテックス-フルーツ症候群(latex-fruit syndrome)

ラテックス-フルーツ症候群とは

ラテックス-フルーツ症候群は，天然ゴムラテックスによる即時型アレルギーであるラテックスアレルギーを発症した患者が，果物や野菜に対しても即時型アレルギー反応を起こす現象をさす[1]．約半数のラテックスアレルギー患者はバナナやアボカドなどの果物に対し過敏反応を呈するとされる[2]．この一連の症状は，天然ゴムラテックスに含まれる水溶性タンパク質抗原と野菜や果物に含まれるタンパク質抗原との交差反応性に起因する．手指などの皮膚や経鼻腔，気道的に侵入したラテックス抗原より感作が成立すると，体内においてラテックス特異 IgE 抗体が産生されラテックスアレルギーを発症する．患者が摂取する果物に含まれるタンパク質抗原とラテックス抗原の構造が類似していると交差反応が起こり，即時型アレルギー反応が誘発される．原因となる果物や野菜は種の枠を越え，非常に幅広い植物性食品が現在までに報告されている[3]（表1）．

ラテックス-フルーツ症候群の臨床症状

野菜や果物による即時型アレルギー，特に花粉-食物アレルギー症候群(pollen food allergy syndrome；PFAS)では，多くの場合，果物や野菜を摂取すると，その直後から15分程度で口腔，咽頭，口唇粘膜に刺激感，かゆみが誘発され，しばらくすると自然に消退する．しかし，ラテックス-フルーツ症候群を起こす頻度が高いバナナや栗，アボカド，キウイなどでは，口腔内過敏反応のみならず，蕁麻疹や鼻炎症状，喉頭閉塞感などの呼吸器症状，下痢や腹痛などの消化器症状，さらにはアナフィラキシーショックを呈することがあるため注意が必要である[4]．

* Yagami Akiko，〒454-8509 愛知県名古屋市中川区尾頭橋 3-6-10　藤田医科大学ばんたね病院総合アレルギー科，教授

表 1. これまでラテックス-フルーツ症候群として報告された主な食品

症状を誘発する頻度が高い果物
バナナ, アボカド, 栗, キウイ
その他
イチジク, パイナップル, パパイア, パッションフルーツ, モモ, 西洋梨, クルミ, ヘーゼルナッツ, アーモンド, グレープフルーツ, メロン, イチゴ, ジャガイモ, トマト, ほうれん草, レタス, セロリ, 多種スパイスなど(ただし記載されていない食品でも起こすことがある)

(文献 1 より引用)

表 2. 正式に登録・命名されているラテックスアレルゲン

正式名	分子量(kD)	慣用名	生理的な役割
Hev b 1	58	ラバーエロンゲーションファクター	天然ゴムの生合成 二分脊椎症患者などに関与
Hev b 2	34/36	ベータ-1, 3-グルカナーゼ	生体防御タンパク質
Hev b 3	24	スモールラバーパーティクルプロテイン	天然ゴムの生合成 二分脊椎症患者などに関与
Hev b 4	100〜115	マイクロヘリックスコンポーネント	生体防御タンパク質
Hev b 5	16	酸性ラテックスタンパク質	医療従事者に関与
Hev b 6.01	20	プロヘベイン, ヘベインプレプロテイン	生体防御タンパク質 (ラテックスの凝集)
Hev b 6.02	4.7	ヘベイン	
Hev b 6.03	14	プロヘベイン C-末端側タンパク質	医療従事者に関与
Hev b 7.01	42	パタチン類似タンパク質(B-serum 由来)	生体防御タンパク質
Hev b 7.02	44	パタチン類似タンパク質(C-serum 由来)	天然ゴムの生合成を阻害
Hev b 8	14	ラテックス プロフィリン	構造タンパク質
Hev b 9	51	ラテックス エノラーゼ	糖分解酵素
Hev b 10	26	Mn-スーパーオキサイドジスムターゼ	ラジカルの消去
Hev b 11	33	ラテックス クラス I キチナーゼ	生体防御タンパク質
Hev b 12	9.3	ラテックス 脂質輸送タンパク質(LTP)	生体防御タンパク質
Hev b 13	42	ラテックス エステラーゼ	生体防御タンパク質
Hev b 14	30	ヘバミン	
Hev b 15	7.5	セリンプロテアーゼインヒビター	

(http://allergen.org/search.php?allergenname=&allergensource=Hevea+brasiliensis&TaxSource=&TaxOrder=&foodallerg=all&bioname=)

ラテックス-フルーツ症候群の主な原因抗原

東南アジアなどのゴムの木から得られる樹液である天然ゴムラテックスには 250 種類以上のタンパク質抗原が含まれているがそのうちの 15 種のタンパク質(Hev b 1〜15)がラテックス主要抗原として WHO に正式に命名・登録されている[5](表2). 天然ゴムを含むあらゆる製品がラテックスアレルギーの原因となり得るが, 特に天然ゴム製ラテックス手袋を頻回に使用する医療従事者のラテックスアレルギーの主要抗原は Hev b 6.02 である[6]. これはゴム風船などにも含まれる. そして, この Hev b 6.02 とアボカド, バナナ, 栗に含まれるクラス 1 キチナーゼというタンパク質は両者のアミノ酸配列が類似しているため, ラテックスアレルギー患者がこれらの果物を摂取する

と, 交差反応性に基づき即時型アレルギー症状が誘発される[7](図1).

ラテックス-フルーツ症候群の診断

1. ラテックスアレルギーの診断

ゴム手袋やゴム風船などの天然ゴム製ラテックス製品などによる即時型アレルギーが疑われる場合は, 血液検査ではラテックスおよびヘベイン(Hev b 6.02:ラテックス由来)の特異的 IgE 抗体(CAP-FEIA)(サーモフィッシャーダイアグノスティックス株式会社)の測定および天然ゴム製品からの抽出液もしくはリコンビナント抗原である Hev b 6.02(Biomay AG Vienna Competence Center)の試薬を用いた皮膚テスト(プリックテスト)を実施する[8].

天然ゴム製品による即時型アレルギー症状(ゴ

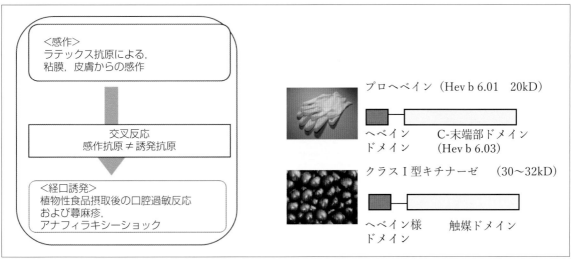

図 1. ラテックス-フルーツ症候群の交差反応性

エピトープ(epitope)は，抗体が認識する抗原の一部分のことであり，抗体は，高分子物質などと結合する際，その全体を認識するわけではなく，抗原の比較的小さな一部分のみを認識して結合する．そのため，ある特定抗原の侵入により生成された抗体は，その抗原と同一あるいは類似のエピトープを持つものとしか反応しない．よって，プロヘベインのヘベインドメインとクラスⅠ型キチナーゼのヘベイン様ドメインのように，抗原の一部分(ピンク)同士が類似の構造を持つ場合に交差反応性が誘発される

ム製品接触部位の接触蕁麻疹や蕁麻疹など)があり，*in vivo* 検査であるプリックテストやゴム手袋装着テスト，*in vitro* 検査である血清学的検査(特異 IgE 抗体)で陽性反応を確認できた場合を確実例とする．なお，花粉症を有するラテックス特異 IgE 抗体陽性者は，花粉抗原(Hev b 8：プロフィリン)が影響し，ラテックス特異 IgE 抗体が検出される場合があるため，「天然ゴム製ラテックス製品による臨床症状がなく，花粉症があり，ラテックス特異 IgE 抗体値が陽性」の場合は真のラテックスアレルギーではないことが多い．このような患者では，PFAS として果物や野菜により口腔過敏反応を呈することが多いためラテックス-フルーツ症候群の診断に迷うことがあるが，天然ゴム製ラテックス製品による接触蕁麻疹などの臨床症状があったうえに，野菜や果物による症状が誘発されている症例をラテックス-フルーツ症候群と診断すべきであろう．なお，カバノキ属花粉症による PFAS ではリンゴや洋ナシ，モモ，サクランボ，ヘーゼルナッツが，ヨモギ花粉症による PFAS ではニンジン，セロリ，リンゴ，ピーナツ，キウイが，ブタクサによる PFAS ではジャガイモ

が，カモガヤ花粉症による PFAS ではバナナ，メロンがラテックス-フルーツ症候群の原因として知られる植物性食品と重複する[9]．これらは，同じ食品であっても患者ごとに感作される抗原が異なるため，同じ食品でも，ある患者は口腔内過敏反応を呈し，別の患者はアナフィラキシー症状を起こしうる，など症例によって誘発される症状が異なる．

2．ラテックス-フルーツ症候群の診断

ラテックス-フルーツ症候群において共通して行う血液検査の項目はなく，個々の患者が症状を訴える果物や野菜の特異 IgE 抗体を測定する．同時に，患者が症状を誘発した果物を用いたプリックテストを行う．新鮮な果物や野菜に含まれるタンパク質抗原に対する IgE 抗体の反応性を調べるプリックテストでは，不安定なタンパク質の抗原性が極力保たれる prick by prick テストを実施する(図2)．具体的には，果物や野菜にプリック針(注射針など)を直接刺し，すかさず被験者の皮膚に浅く穿刺する．ラテックス-フルーツ症候群の頻度が高い果物であるバナナや栗，アボカド，キウイを用いて検査を行うことが多い．

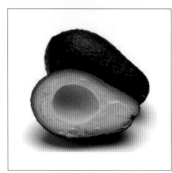
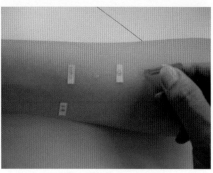

図 2.
Prick by prick test
プリック針(注射針など)を直接果物に刺し,そのまま皮膚に静かに垂直に刺す.15 分後に膨疹が出現した場合を陽性と捉える.ヒスタミン二塩酸塩(陽性コントロール;鳥居薬品)の直径の半分以上の膨疹を陽性とする

表 3. Pathogenesis-related protein(PR タンパク質)の分類例

ファミリー	特 徴
PR-1	抗カビ活性,14〜17 kD
PR-2	クラス I・II・III型エンド-β-1,3-グルカナーゼ,25〜35 kD
PR-3	クラス I・II・IV・V・VI・VIIエンドキチナーゼ,約 30 kD
PR-4	抗カビ活性,win-関連タンパク質,プロヘベイン C-端部領域
PR-5	タウマチン,α-アミラーゼインヒビターに類似,オスモチン
PR-6	プロテアーゼインヒビター類,6〜13 kD
PR-7	エンドプロテアーゼ
PR-8	クラスIIIエンドキチナーゼ,キチナーゼ/リゾチーム
PR-9	ペルオキシダーゼ,ペルオキシダーゼ類似タンパク質
PR-10	リボヌクレアーゼ活性,Bet v 1-関連タンパク質
PR-11	エンドキチナーゼ活性
PR-12	植物ディフェンシン
PR-13	チオニン
PR-14	脂質輸送タンパク質(LTP),リンゴ Mal d 3,モモ Pru p 3
PR-15	シュウ酸酸化酵素
PR-16	シュウ酸酸化酵素類似タンパク質
PR-17	―

ラテックス-フルーツ症候群の発症機序

　ラテックス-フルーツ症候群の原因抗原は,植物の進化の過程で保存され,多種類の植物の細胞に共通して含まれる酵素や結合性タンパク質である.これらの物質の機能発現に重要なドメイン構造は突然変異による変化を受けることなく保存され,それらは分子の表面に露出している可能性が高い.そのため,このような機能を持つドメイン構造が IgE 抗体に対する共通エピトープを与えた時,そのドメイン構造を含むタンパク質群が幅広い交差反応性を誘発するパンアレルゲンになると考えられている.植物に由来するパンアレルゲンの代表例として感染特異的タンパク質(pathogenesis-related protein;PR protein)が挙げられる(表 3)[10].PR タンパク質は生体防御タンパク質の一群であり,ウイルスや細菌,カビの感染などに

より病的状態に陥った植物が,その身を守るために誘導するタンパク質群である.PR タンパク質には病原体による感染の他,エチレンなどの化学物質の適用により誘導されるものや植物の生長過程の一時期に特定の器官において誘導されるものがある.ラテックス-フルーツ症候群,ラテックスアレルギーの主要アレルゲンの多くは,ゴムの木の生体防御にかかわるようなタンパク質である.よって,ラテックス-フルーツ症候群は多岐にわたる野菜や果物と交差反応性を呈するとされる(表 4)[11].しかしながら,実際に臨床症状を誘発するか否かは不明なことが多い.

ラテックス-フルーツ症候群に関連する主要抗原

1. Hev b 6.02(Hevein)/クラス I キチナーゼ

　天然ゴム由来のラテックスに含まれる生体防御タンパク質の 1 つであるヘベイン(Hev b 6.02)

表 4. 果物や野菜タンパク質とラテックスアレルゲンの相同性

ラテックスアレルゲン	果物／野菜	分子種	IgE による交差反応性の証明の有無	交差反応の臨床的な関連性
Hev b 2	ピーマン	1-Ascorbate peroxidase	有；炭水化物領域と有意な IgE 抗体との反応性	不明
	オリーブ	1,3-β-Glucanase (Ole e 9)		
	オリーブ	Undefined (Ole e 10)		
Hev b 5	キウイ	pKIWI501	無	不明
	ポテト	Acidic protein		
	テンサイ	未確定		
Hev b 6.02	バナナ	クラスⅠキチナーゼ	有	有
	アボカド	〃		
	栗	〃		
	ピーマン	〃		
Hev b 7	ポテト	Patatin	有	不明瞭
	トマト	未確定		
Hev b 8	セロリの塊茎	プロフィリン	有	ほぼ確実
	バナナ	〃		
	パインナップル	〃		
	ピーマン	〃		
Hev b 12	モモ	脂質輸送タンパク質	有	無
	サクランボ	〃		
hev b 13	ポテトの塊茎	Patatin (carbohydrate moiety)	有	不明

は，天然ゴム製ラテックス手袋を頻回に使用する医療従事者においてラテックスアレルギーを発症した患者の主要抗原である．一方，植物が誘導する生体防御タンパク質の，あるグループはヘベインに相同性を持つドメイン構造を含んでいることが知られており，ヘベインの構造が共通エピトープを提供すれば，ラテックスアレルギー患者は交差反応性に基づき，それらを含む果物や野菜により症状が誘発される．Blanco らは，栗やアボカド，バナナなどに含まれる N 末端部にヘベイン類似ドメイン含むクラスⅠキチナーゼが，ラテックスアレルギー患者における主な交差反応性抗原であることを明らかにした（図1）[12]．クラスⅠキチナーゼは，植物が誘導する代表的な生体防御タンパク質であり，その N 末端にあるヘベイン類似ドメインは，カビなどの外皮の構成成分であるキチンに結合する性質を持っており，強い生体防御活性を発揮するために必要な基本構造であると考えられている．また，多くの植物がクラスⅠキチナーゼを作り出すことから，ヘベインに対して感作が成立した患者では，様々な植物性食品に交叉反応を示す．よって，クラスⅠキチナーゼは，ラテックス–フルーツ症候群にかかわる重要なパンアレルゲンであると認識されるようになった．

このクラスⅠキチナーゼは，生体防御タンパク質であるため，植物に加わる様々なストレス要因や化学物質の適用により，顕著に誘導される．実際に Sánchez-Monge らは，エチレン前駆体で植物体を処理することにより，クラスⅠキチナーゼの発現量が増加したことを確認している[13]．バナナやマンゴーなどの果物は未熟の状態で輸入し，果物の軟化，増糖，酸の減少，芳香の生成を目的に，エチレン（植物ホルモン）処理を行って追熟させて販売するが，このエチレン使用の増加がラテックス–フルーツ症候群の増加の一因と推測されている．なお，ヘベイン様構造を含有するクラスⅠキチナーゼを含む野菜果物類にはアボカド，栗，バナナ，パッションフルーツ，キウイ，パパイヤ，マンゴー，トマト，小麦などが挙げられている．

一方，食物に含まれるクラスⅠキチナーゼは，ラテックス–フルーツ症候群の症状を誘発する過程にのみ関与しているとされる．果物に含まれるクラスⅠキチナーゼは消化されやすいタンパク

質であり，摂取後，数種類のペプチドに分解される．また，ヘベイン様ドメインは分子量が小さいこともあり，感作能を有する可能性は低い．よって，ラテックス-フルーツ症候群の原因となる野菜や果物に含まれるタンパク質自体は感作に関与せず，症状の誘発にのみ関与しているとされる．

2．Hev b 7

Hev b 7である Patatin-like protein（42 kD）はポテトの主要な貯蔵タンパク質であり，害虫の生育を阻害するような生体防御タンパク質としても働く．Hev b 7は patatin と構造が類似しているためラテックス-フルーツ症候群を誘発する[14]．

3．Hev b 8（天然ゴムラテックスプロフィリン）

プロフィリンは，12～15 kDa のタンパク質で，細胞骨格に関連したすべての真核生物に存在するアクチン重合タンパク質であり，植物において広範な交差反応性を示す．本抗原はシラカンバ，イネ科，ヨモギ科の花粉や多くの食物に存在し，パンアレルゲンとして認識されている[9]．多種類の花粉による重複感作患者にプロフィリン陽性者が多く，花粉抗原と食物の交差反応性が明らかにされているものの，実際に食物抗原としてアレルギー反応を引き起こす役割はまだ不明な点が多く，天然ゴムラテックスに関連するプロフィリンも同様である[15][16]．プロフィリンン（Bet v 2）に感作されている場合は，天然ラテックスゴム製品による臨床症状がなくても天然ゴムラテックスプロフィリン（Hev b 8）が反映されラテックス特異的IgE抗体が陽性となることがあるため，診断に注意を要する．

4．Hev b 12（脂質輸送タンパク質（lipid transfer protein；LTP））

LTP は，果物や野菜アレルギーの原因抗原として PR-14 ファミリーに分類される[17]．分子量が9kDaで，ヨモギ花粉（Art v 3）や栗花粉（Cas s 8），モモ，サクランボ，リンゴ，イチゴ，ヒマワリの種などの食物に含まれる．この抗原は熱や消化酵素に強い抗原タンパク質であるためアナフィラキシー症状など重篤な臨床症状を誘発することがある．天然ゴムラテックスに含まれるLTPもラテックスの主要抗原の1つ（Hev b 12）として登録されている[18]．

ラテックス-フルーツ症候群の治療

ラテックス-フルーツ症候群において確立された治療はない．

ラテックスアレルギーは天然ゴム製品との接触を避けること，ラテックス-フルーツ症候群では症状を誘発する野菜や果物の摂取を回避することが主な対策である．筆者らがこれまでに経験した症例では，症状を誘発する食物の除去だけでなく，ラテックス抗原への曝露を防ぐこと，つまり，天然ゴム製ラテックス製品への接触を回避することがラテックス-フルーツ症候群のコントロールに有効であったのではないかと推察している．よって，医療現場などでは，タンパク質の低減化されたパウダーフリーラテックス手袋，ラテックスフリー手袋を選択して使用することが推奨される[1]．

一方，症状を誘発するとされる果物や野菜は非常に多岐にわたるため，それらすべての食物を避けることは難しい．そこで筆者らは交差反応性が指摘されている植物性食品の一覧表（表1）を患者に渡すとともに，重篤な症状を誘発する傾向があるバナナや栗，アボカドを極力摂取しないように指導している．

おわりに

ラテックス-フルーツ症候群について述べた．ラテックスアレルギーと診断された患者は，天然ゴム製品のみならず，交差反応を引き起こす野菜や果物にも長期的に注意が必要であり，それらを念頭に，診断，生活指導を行っていきたい．

参考文献

1）日本ラテックスアレルギー研究会／ラテックスアレルギー安全対策ガイドライン作成委員会：ラテックスアレルギー安全対策ガイドライン

2018～化学物質による遅延型アレルギーを含む～. 協和発酵, 2018.

2) Blanco C：Latex-fruit syndrome. Curr Allergy Asthma Rep, **3**(1)：47-53, 2003.

3) Wagner S, Breiteneder H：The latex-fruit syndrome. Biochem. Soc. Trans, **30**：935-940, 2002.

4) 冨高晶子, 松永佳世子, 秋田浩孝ほか：栗摂取によりアナフィラキシーを呈したラテックスアレルギーの4例. アレルギー, **49**：327-334, 2000.

5) http://allergen.org/search.php?allergenname=&allergensource=Hevea+brasiliensis&TaxSource=&TaxOrder=&foodallerg=all&bioname=

6) Yagami A, Suzuki K, Saito H, et al：Hev B 6.02 is the most important allergen in health care workers sensitized occupationally by natural rubber latex gloves. Allergol Int, **58**(3)：347-355, 2009.

7) Alenius H, Kalkkinen N, Lukka M, et al：Prohevein from the rubber tree(Hevea brasiliensis)is a major latex allergen. Clin Exp Allergy, **25**(7)：659-665, 1995.

8) 矢上晶子, 松永佳世子：皮膚アレルギーテストの結果をどう活かすか？ Visual Dermatology, **7**(3)：258-263, 2008.

9) Yagami A, Ebisawa M：New findings, pathophysiology, and antigen analysis in pollen-food allergy syndrome. Curr Opin Allergy Clin Immunol, **19**(3)：218-223, 2019.

10) Van Loon LC, Pierpoint WS, Boller TH, et al：Recommendations for naming plant pathogenesis-related proteins. Plant Mol Biol Rep, **12**：245-264, 1994.

11) Rolland JM, O'Hehir RE：Latex allergy：a model for therapy. Clin Experimental Allergy, **38**：898-912, 2008.

12) Blanco C, Diaz-Perales A, Collada C, et al：Class I chitinases as potential panallergens involved in the latex-fruit syndrome. J Allergy Clin Immunol, **103**(3 Pt 1)：507-513, 1999. doi：10.016/s0091-6749(99)70478-1.

Summary N末端部にヘベイン類似ドメイン含むクラスIキチナーゼが, 栗やアボカド, バナナなどに含まれる主な交差反応性抗原であることを明らかにした.

13) Sánchez-Monge, Blanco C, Perales AD, et al：Class I chitinases, the panallergens responsible for the latex-fruit syndrome, are induced by ethylene treatment and inactivated by heating. J Allergy Clin Immunol, **106**：190-195, 2000.

14) Seppala U, Palosuo T, Kalkkinen N, et al：IgE reactivity to patatin-like latex allergen, Hev b 7, and to patatin of potato tuber, Sol t 1, in adults and children allergic to natural rubber latex. Allergy, **55**：266-273, 2000.

15) Díez-Gómez ML, Quirce S, Cuevas M, et al：Fruit-pollen-latex cross-reactivity：implication of profilin(Bet v 2). Allergy, **54**(9)：951-961, 1999.

16) Ganglberger E, Radauer C, Wagner S, et al：Hev b 8, the Hevea brasiliensis latex profilin, is a cross-reactive allergen of latex, plant foods and pollen. Int Arch Allergy Immunol, **125**(3)：216-227, 2001.

17) Richard C, Leduc V, Battais F：Plant lipid transfer proteins(LTPS)：biochemical aspect in panallergen--structural and functional features, and allergenicity. Eur Ann Allergy Clin Immunol, **39**(3)：76-84, 2007.

18) Beezhold DH, Hickey VL, Kostyal DA, et al：Lipid transfer protein from Hevea brasiliensis (Hev b 12), a cross-reactive latex protein. Ann Allergy Asthma Immunol, **90**：439-445, 2003.

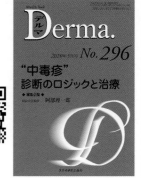

MB ENT, 254：45-50, 2021

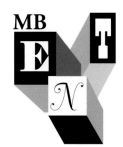

◆特集・口腔アレルギー症候群─診断と治療─

花粉症を伴わない果実アレルギー

岸川禮子[*1]　押川千恵[*2]

Abstract　花粉症と食物アレルギーとの関連は，ここ20〜30年間に関心をもたれるようになり吸入性抗原としての花粉抗原が増加してきたことなどが理由として挙げられている．
　2000年以降，本邦でも花粉抗原（花粉症）の交差抗原性による食物アレルギーも小児から成人症例まで知られるようになっている．カバノキ科シラカバ属の植生がほとんどない九州地区において花粉症を伴わないバラ科果実で重症のOAS(PFAS)症例を提示した．花粉症を伴わないというより，むしろ花粉症症状に気づいていないと言い換えたほうが正しい認識であると考えられる．アナフィラキシー／アナフィラキシーショック，蕁麻疹など主訴とした食物アレルギーで受診したカバノキ科花粉（ハンノキ）に感作された症例について紹介する．

Key words　口腔アレルギー症候群(OAS)，花粉-食物アレルギー症候群(PFAS)，空中花粉抗原(airborne pollen antigen)，ハンノキ花粉(alder pollen)，アナフィラキシー(anaphylaxes)

はじめに

　花粉関連アレルギーは欧州では1990年代末頃まで花粉症（眼鼻症状）と呼吸器症状（下気道症状）との関連が解説された論文が主にみられていた[1]．それらに代わるように花粉関連アレルギーとして oral allergy syndrome(OAS：口腔アレルギー症候群)，ほぼ同義語の pollen-food allergy syndrome(PFAS)の報告が漸増した[2)3)]．OAS は PFAS のように花粉のみでなく他の食品や吸入性抗原との交差抗原性で起こる症状であるが，この稿では OAS として報告する．

　食物アレルギーとの関連は1940年代に初めて報告されたが，ここ20〜30年間に関心をもたれるようになり吸入性抗原としての花粉抗原が増加してきたことなどが理由として挙げられている[2)〜4)]．

　2000年以降，本邦でも北海道地区のシラカンバ花粉症に伴う OAS 症例[5]が報告され，ハンノキ属による症例が関東，中国地区[6)7)]，ヨモギ属による

症例が北海道，中国地区で報告されている[7)8)]．また，スギ花粉症とトマトによる食物アレルギーは小児〜成人症例まで少数だがその存在が知られるようになっている[9)〜11)]．

　この稿ではカバノキ科シラカバ属の植生がほとんどなく，ハンノキ属花粉もごくわずかに捕集されている九州地区において花粉症を伴わないバラ科果実で重症の OAS(PFAS)症例を提示する．花粉症を伴わないというより，むしろ花粉症症状に気づかないと言い換えたほうが正しい認識であると考えられる．アナフィラキシー／アナフィラキシーショック，蕁麻疹などを主症状に食物アレルギーを呈して受診された方を中心にカバノキ科花粉に感作された症例について紹介する．

症　例

1．カバノキ科・ブナ科花粉に感作された果実アレルギー・アナフィラキシー症例

　41歳，女性で2017年7月当院初診であった．

─────────────
[*1] Kisikawa Reiko，〒811-1394　福岡市南区屋形原4-39-1　NHO 福岡病院アレルギー科，医長
[*2] Oshikawa Chie，同病院耳鼻咽喉科

主訴はアナフィラキシー．主婦業で過去に特記すべき職歴はなかった．福岡県に在住8年間，夫の転勤で札幌市に3年間在住し，再び福岡県に戻ってきた．今回，自宅に植えているサクランボを食べて，その指で眼を触ったところ眼球浮腫，口腔内症状が出現した．さらに胸がつまる，喉の奥がつまる症状があるので耳鼻咽喉科を受診した．特に問題ないといわれて，抗アレルギー薬，吸入薬が処方され，気管支喘息の疑いで当院を受診した．最近，モモ，サクランボ，リンゴ，バナナ，ナシで症状が出現していた．北海道に転居する前にも果実を食べた後，軽い症状を感じていた．花粉症の症状には気づいていなかった．また，自宅でできた新鮮なイチジクを皮のまま食べて口腔内症状，鼻炎・呼吸困難・咳症状が起こったことがある．受診時検査の胸部X線所見・呼吸機能検査・FeNO・血液一般は正常所見であった．白血球数(好酸球数)は正常範囲で血清総IgE値は574 IU/mlでやや上昇していた．特異的IgE検査はシラカンバ花粉class 5，ハンノキ花粉class 4，ブナ・コナラ・スギ花粉class 3，ヨモギ花粉・モモclass 2，リンゴclass 1の陽性所見を示した．カモガヤ・ブタクサ花粉・バナナ・イチゴ・アーモンド・ラテックス・ヤケヒョウヒダニ・ハウスダストは陰性所見を示した．2018年5月に全身倦怠感を強く訴え，家事を休むほど咳が続いている．イネ科花粉飛散時期のため複数のイネ科花粉抗体を検査したがすべて陰性であった．山際の地域に在住しているためブナ科など樹木花粉飛散も多い時期の症状出現が強く疑われた．症例はアナフィラキシー，食物アレルギー，口腔アレルギー症候群と診断し，花粉症，気管支喘息(咳喘息)を合併症として定期治療中であるが，原因がほぼ判明したためか果実摂取回避などを行い，次第に受診頻度が減少している．

福岡県と札幌市に在住し，札幌のカバノキ科花粉が多い地区で3年間過ごした後，帰福して口腔アレルギー症状が明らかになり，重症化した例を経験した．小児でもほぼ同じ地域に在住して短期間に花粉症・OASを発症，重篤化した例が報告されている[12]．花粉症の有無にかかわらず全身症状がある場合，花粉感作を確認している．福岡地区は抗原花粉としてカバノキ科花粉は，毎年2月頃から長期間わずかなハンノキ属の他，クマシデ属が捕集されている．この例は素因に加えて山際に在住して花粉曝露量が多く，自宅に抗原果実を植栽して頻繁に摂取していたなどが重症化の原因であるが，共通抗原性のあるブナ科花粉が非常に多い地域で，これらの影響を強く疑っている状況である．

2．職業アレルギーによるOAS，アナフィラキシー症例

66歳，女性，福岡県在住，当院初診2017年3月，主訴は一定の食品摂取後の蕁麻疹，アナフィラキシーである．小児期アレルギー歴なし，20歳台にアレルギー性鼻炎／花粉症を発症した．42歳時レーザー療法で鼻炎症状は軽快した．40年以上前(20歳台)から花屋の従業員として主にバラ，キク科の花を取り扱う仕事に従事していた．高血圧，気管支喘息(軽症)，心房細動，骨髄腫(無症状)の合併症がある．

2000年頃から頭皮のかゆみを感じるようになった．2005年頃より鎮痛薬で蕁麻疹，アナフィラキシー症状が出現し，NSAIDs不耐症と診断された．しかし，鎮痛薬を使用していないのに同じ症状が続くためアレルギー科を紹介された．主に野菜・果実の他，豆類，魚肉類など約40種の食物を列記して受診．受診時検査の胸部X線所見・呼吸機能検査・FeNO・血液一般は正常所見であった．白血球数(好酸球数)は正常範囲であった．血清総IgE値427 IU/ml，特異的IgEはヨモギ花粉class 4，カモガヤ・ハンノキ・シラカンバ花粉・ヤケヒョウヒダニ，ハウスダストclass 3，スギ花粉class 2，コメ・リンゴ・インゲンclass 1が陽性所見を示した．摂取後症状が出現する牛乳・グルテンは陰性であった．抗アレルギー薬，アナフィラキシー時の頓用ステロイド／第1世代抗ヒスタミン薬，エピペン®を処方し，他の合併症治療と

表 **1**. ハンノキ抗体スコア 3 以上の 21 症例

性	年齢	FA	OAS	他病名	T. IgE (IU/ml)	HD	ダニ	スギ	カモガヤ	ヨモギ	ブタクサ	ハンノキ	コナラ	シラカバ
F	19	1	1	P, AR	8620	陽性	陽性	陽性	4	2	3	4	4	
F	58	1	1	P, AR, BA	453		2	4	3	0		4	5	
F	23	1	0	BA, AR, P	640		5	4	2	3		3	3	
M	65	0	0	Sin, BA, AR, P	704		2	6	5	3	3	3		3
F	42	1	1	BA, AR	598		1	3	0	2	0		3	5
F	28	1	0	P, AR	407		4	5	0	0	0		2	3
M	16	1	0	AD	502	5		6	3			3	3	4
M	19	1	0	AD, Ur		3	3	6				3	3	3
F	56	1	0	BA, AR, P	2380	2	6	6	6	3	4	3	3	3
M	15	1	0	BA, AR	1280	6	6	6				3	3	3
F	16	1	0	P, BA, AR	5970	5	4	4	2	2	2	3	3	
M	19	1	0		414	3	5	5	0	0	0	3	3	3
F	66	1	1	BA, AR	427		2	2	3	4		3	3	3
M	16	1	0	BA, MA	5380	6	6	6	5	4	4	5		
F	64	1	1	P, AR	183	0	0		0			4		4
F	26	1	1	P, BA	365	5	4	2		2		3		4
F	32	1	1				0	3	0	0	0	4		4
F	39	1	1		540	5						4	4	4
F	34	1	1		58.9	0	0	0	3	3	3	3	3	3
F	22	1	0	AR, Ur	41.6					2	2	4		3
F	39	1	1	BA, AR	1540		2	5		0	0	3	3	

P：花粉症，AR：アレルギー性鼻炎，BA：気管支喘息，AD：アトピー性皮膚炎，Ur：慢性蕁麻疹，Sin：副鼻腔炎，MA：金属アレルギー

n=19	n=16	n=16	n=16	n=13
$r=-0.032$	$r=-0.003$	$r=0.064$	$r=0.724$	$r=0.575$
$p=0.8981$	$p=0.9903$	$p=0.8146$	$p=0.0015$	$p=0.0397$
(ハンノキ・スギ)	(ハンノキ・カモガヤ)	(ハンノキ・ヨモギ)	(ハンノキ・コナラ)	(ハンノキ・シラカバ)
NS	NS	NS	$p<0.01$	$p<0.05$

併用している．定期に治療していても重症のアナフィラキシー症状が出現し，定期受診されている．しかし，花屋の仕事は好きなために継続している．また，症状が誘発されるという食品(タマゴ，カニ，タラ，アジ，カカオなど食品目が漸増している)の特異的 IgE は陰性所見であった．花屋を辞めたら軽快するのではないか，単に慢性蕁麻疹が合併しているのではないか，高血圧症・心房細動など他の疾患の治療薬が影響しているのではないかと多々疑問がある症例である．現在も事業主から望まれて花屋を継続しているが，花粉や果実に感作されていることがわかり，抗原回避，定期治療を常に心掛けているとのことであった．コメは A カットライスなどの低アレルゲン食品もよく利用しており，職業を優先して現在に至っている．初めは定期に受診されていたが，最近は不定期受診となり，自己管理で経過している．職業的に取り扱う草花・樹木は複数であるので複数の花粉に感作されても不思議はないが，野菜・果実に主なアレルギー症状を呈する症例で環境に少ないカバノキ科花粉に強く感作されている．花粉症はあるが，常に抗アレルギー薬を服用し，レーザー療法などで鼻症状は軽減しており，蕁麻疹・アナフィラキシー症状の対応が主となっている．

3．当院を受診したカバノキ科花粉に強く感作された症例(class 3 以上)の検討

表 1 にハンノキ特異抗体 class 3 以上の 21 例の背景を示した．年間の症例は少なく，調査期間は 2013 年頃～2017 年である．アレルギー科のため原則として小児は含まれていない．男性 6 人，女性 15 人，平均年齢 34 歳(15～66 歳)で 10 代は 7 人の約 1/3 であった．食物アレルギー症状，特に口腔

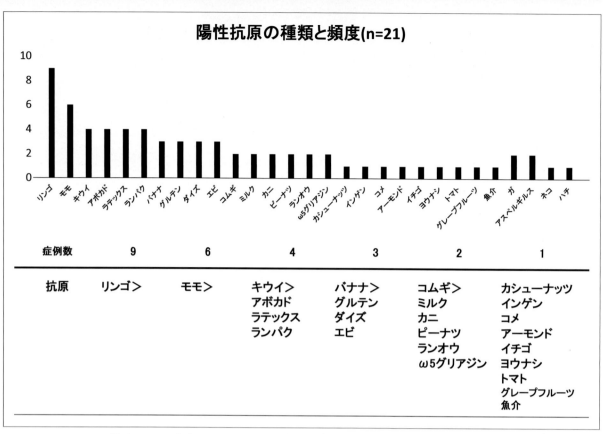

図 1. ハンノキ(・シラカンバおよびコナラ)陽性者の食物アレルギー原因抗原

アレルギー症状を示す例がほとんどで，アナフィラキシー(アナフィラキシーショック)，蕁麻疹，食物アレルギーの診断もついている．他のアレルギー疾患では花粉症(P)，アレルギー性鼻炎(AR)，気管支喘息(BA)が多く，アトピー性皮膚炎(AD)の他，慢性蕁麻疹(Ur)，副鼻腔炎(Sin)，金属アレルギー(MA)などであった．血清総IgE値は41.6〜8620.0 IU/mlで合併症などの影響がうかがわれた．日本人に感作頻度の高いハウスダスト／ヤケヒョウヒダニ，スギ花粉の他，代表的なカモガヤ・ヨモギ・ブタクサ花粉の感作状況と植生がほとんどないカバノキ科シラカバ属シラカンバ花粉，植生の多いブナ科コナラ属コナラ花粉の感作状況を検査している範囲で提示した．シラカンバ花粉(p<0.05)とコナラ花粉(p<0.01)の感作状況のみハンノキ花粉と有意相関していた．これらの症例の食物アレルギーにおける原因と考えられた抗原を図1に示した．バラ科果実のリンゴとモモの頻度が高く，図下段に示す野菜，果物

および他の食品に感作されていることが判明した．各症例はアナフィラキシー(アナフィラキシーショック)，頻回に起こる蕁麻疹を主訴に救急部からその原因精査を目的として紹介される例がもっとも多く，何度も症状を繰り返すうちに次第に重症化して近医から紹介，自ら受診する例もみられた．ショックを起こした患者にはエピペン®所持を推奨しているが，希望されない例も少なからずあった．患者数は少ないがカバノキ科花粉に強く感作され，OASを主とする食物アレルギーを呈するようになったか，原因がある程度判明する例と不明の例があった．また，花粉症では共通抗原性のあるコナラ花粉の陽性者が多く，食物アレルギーの原因として確実にわかっていないため，今後の調査・研究が望まれる．

4. カバノキ科ハンノキ花粉感作状況における アレルギー科と耳鼻咽喉科の違い

図2は2009〜14年のアレルギー科と耳鼻咽喉科で新患を対象として各自検査したハンノキ花粉感

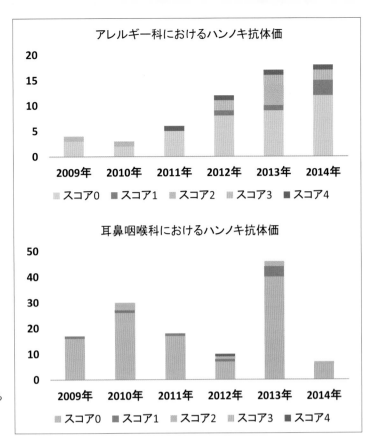

アレルギー科におけるハンノキ抗体価

耳鼻咽喉科におけるハンノキ抗体価

スコア0　スコア1　スコア2　スコア3　スコア4

図 2.
アレルギー科と耳鼻咽喉科における
ハンノキ抗体価の比較

作状況を示した．耳鼻咽喉科では花粉症の原因としてハンノキ花粉を検査する頻度は高くないが，季節性にスギ花粉症と確実に診断できない場合や医師が必要と考えた場合に行っていた．

耳鼻咽喉科での検査件数はアレルギー科より多いが，陽性の頻度や感作程度は食物アレルギーを疑って検査を施行した症例の陽性頻度が高く，また強く感作されている傾向がわかる．これらは症例の素因と環境の違いが複雑に絡んでもたらした結果が疑われる一方で，ハンノキ花粉に陽性を示す症例の抗原花粉曝露量の違いを明らかにすることはかなり困難と考えている．

おわりに

主に成人を対象とした OAS を主とするアナフィラキシー症例の当科受診例について紹介した[13]．症例は少ないが，抗原花粉を検討するとブナ目カバノキ科花粉による特徴が現れていることがわかった．カバノキ科花粉抗原の Bet v 1（PR-10）は数十年前から有名な OAS/PFAS の原因コンポーネントとして知られているが[14)15]，本邦でも植物分類のブナ目からの視点でさらに多くの植物／果実中のこのコンポーネントの暗躍を疑っている研究者は少なくない．筆者らも九州におけるわずかなハンノキ属の空中花粉に感作されている患者がバラ科の果実に食物アレルギーを呈しており，共通抗原性を有するブナ科コナラ属花粉の漸増との関連を今後明らかにしていきたい．

文 献

1) D'Amato G, Spieksma FT, Liccardi G, et al：Pollen-related allergy in Europe. Allergy, **53**（6）：567-578, 1998. doi：10.1111/j.1398-9995.1998.tb03932.x.

2) Julie Wang：Chapter12. Oral Allergy Syndrome. Metcalfe DD, Sampson HA, et al（Edited）：158-168, Food Allergy Adverse Reaction to Foods and Food Additives, 5th Edition, WILEY Blackwell, UK, USA. 2014.

3) Rodriguez J, Alonzi C：Chapter7. Pollen-Food Syndrome, James JM, Burks W, Eigenmann

PA（Edited）：83-98, FOOD ALLERGY, ELSE-VIER, 2012.

4）Egger M, Mutschlechner S, Wopfner N, et al：Pollen-food syndromes associated with weed pollinosis：an update from the molecular point of view, Allergy, **61**（4）：461-476, 2006. doi：10.1111/j.1398-9995.2006.00994.x.

5）山本哲夫，朝倉光司，白崎英明ほか：札幌のシラカバ花粉症と口腔アレルギー症候群．アレルギー，**53**：435-442, 2004.

6）Maeda N, Inomata N, Morita A, et al：Correlation of oral allergy syndrome due to plant-derived foods with pollen sensitization in Japan. Ann Allergy Asthma Immunol, **104**：205-210, 2010.

7）足立厚子，堀川達弥：花粉症に伴う口腔アレルギー症候群の地域差について：兵庫県南部における阪神と東播磨との比較．アレルギー，**55**：811-819, 2006.

8）朝倉光司，本間　朝，山崎徳和ほか：口腔アレルギー症候群と各種花粉感作，特にヨモギ花粉感作との関連性．アレルギー，**55**：1321-1326, 2006.

9）近藤康人，徳田玲子，各務美智子ほか：トマトによる口腔アレルギー症候群（oral allergy syndrome）とトマトアレルゲン．日小ア会誌，**15**（1）：39-46, 2001.

10）石田　孝：スギ花粉症と果実過敏症．アレルギー科，**13**：100-105, 2002.

11）川本　仁，山肩満徳，中島英勝ほか：スギ花粉飛散期に呼吸困難で発症したトマトジュースによる口腔アレルギー症候群の1例．日呼吸会誌，**41**（6）：397-401, 2003.

12）増本夏子，手塚純一郎，名西真希子ほか：山麓への転居後に発症した花粉食物アレルギー症候群の5歳例：―自宅庭での1年間の花粉カウントから―．アレルギー，**67**（8）：1027-1032, 2018.

13）Asam C, Hofer H, Wolf M, et al：Tree pollen allergens- an update from a molecular perspective. Allergy, **70**（10）：1201-1211, 2015.

14）Stewart GA, Richardson JP, Zhang J, et al：Chapter26 The Structure and Function of Allergen. Adkinson NF Jr, Bocher BS, Burks AW, et al（Edited）：398-429, Middleton's ALLERGY Principles and Practice 8th Edition Vol（1）, ELSEVIER, 2013.

15）Mastrorilli C, Cardinale F, Giannetti A, et al：Pollen-Food Allergy Syndrome：A not so Rare Disease in Childhood. Medicina（Kaunas），**55**（10）：641, 2019. Published online 2019 Sep26. doi：10.3390/medicina55100641.

Summary PFAS 患者は主に成人とされてきたが，最近の研究では，小児期にも頻度が高い可能性があることが示唆された．

MB ENT, 254：51-61, 2021

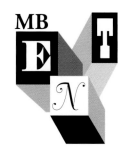

◆特集・口腔アレルギー症候群─診断と治療─

コンポーネント解析

近藤康人*

Abstract 原因アレルゲン診断は，関連する明らかな病歴とIgE抗体関与の証明によって行われる．一般の検査でIgE測定用に利用している抽出粗抗原には複数のアレルゲンコンポーネントが含まれているので，知りたいアレルゲン情報が他のコンポーネントによってマスクされ十分得られない場合がある．そのような場合，必要なコンポーネントを単独に調べたほうが効率がよい．本稿は，口腔アレルギー症候群に関係するコンポーネントを主に記載し，後半に花粉との交差抗原性について十分に明らかにされてないが，最近報告された新しいコンポーネントであるGRPについても概説した．まだまだ保険適用のないコンポーネント検査が多い現状であるが，今後の臨床診療でのヒントになれば幸いである．

Key words Bet v 1ホモログ，プロフィリン(profilin)，糖鎖抗原(CCD)，花粉-食物アレルギー症候群(PFAS)，LTP，GRP

はじめに

　原因アレルゲン診断は，関連する明らかな病歴とIgE抗体の関与の証明によって行われる．IgE抗体の関与を調べる検査として，血液検査と皮膚試験がある．

　血液検査は採血時の痛みを伴うが，併存する皮膚疾患への配慮や塗布薬，内服薬の影響を受けず，一度にたくさんの検査ができる利点がある．一方，皮膚試験は，検査当日に結果がわかる利点はあるが，あらかじめ抗原液の準備をしたり，抗ヒスタミン薬の内服を中止したり，また試験中に呼吸器症状を含む誘発症状が出た際に対応を要する場合があるため，多忙な診療現場においては採血検査が主流になっている．

　本稿のコンポーネント解析は血液検査を中心に解説し，まだ花粉との関連性が十分に明らかにされていないGRPについても補足する．

コンポーネントとは

　日頃行うIgE抗体検査は，例えばシラカンバアレルゲンへの感作を調べる場合，シラカンバに含まれている複数の水溶性アレルゲン成分(アレルゲンコンポーネント)を網羅したシラカンバ抽出液(シラカンバ抽出粗抗原)に対するIgE抗体の有無を調べている．

　つまり，通常IgE測定用に利用しているシラカンバ抽出粗抗原には複数のシラカンバコンポーネントが含まれている．植物全体に普遍的に存在するコンポーネントや，タンパク構造が不安定であるために失活してるコンポーネントなど，各々それぞれ異なったアレルゲン特性を有するコンポーネントが混在しているのである．そこで，知りたい情報にマッチしたコンポーネントごとにIgE抗体を調べたほうが，診断効率の向上(表1，2)が得られるという考えに基づきコンポーネント診断が行われるようになった．

* Kondo Yasuto，〒454-8509 愛知県名古屋市中川区尾頭橋3-6-10　藤田医科大学総合アレルギーセンター小児科，教授

表 1. コンポーネント診断の利点

	代表アレルゲン
1．検査感度の向上：目的のアレルゲンが粗抽出抗原に不足してる	
1）含有量の割合が少ないため	nGal d 1（オボムコイド）
2）不安定な構造のため	rMal d 1（リンゴ）などの Bet v 1 ホモログ
3）不溶性のため	rTri a 19（ω-5 グリアジン）
2．検査選択性の向上：以下のような必要とする情報が獲得できる	
1）潜在的なリスク	Gly m 4（大豆の Bet v 1 ホモログ）測定で，重症の豆乳アレルギーを予測できる
2）交差抗原性	profilin や CCD の測定により，広範囲にわたる臨床的偽陽性を生じる原因がわかる
3）一次感作（マーカーアレルゲン，表 2）	複数の花粉抗原が陽性の時，一次感作である情報が得られる

表 2. 各花粉のマーカーアレルゲン（一次感作を示すマーカーになるコンポーネント）

Family（科）	花粉	アレルゲン	感作率§	生化学的名称	ImmunoCAP	ImmunoCAP ISAC
ヒノキ科	スギやヒノキ	Cry j 1	＞90%	Pectate lyase		nCry j 1
	ヒノキ	Cha o 3	14/16 人が陽性	Cellulase（glycosyl hydrolase）		
カバノキ科	シラカンバやハンノキ	Bet v 1	＞95%	Pathogenesis-related protein（PR-10）	rBet v 1	
イネ科		Phl p 1	95%	Beta-expansin	rPhl p 1	
		Phl p 5b	95%	Grass group 5	rPhl p 5b	
キク科	ブタクサ	Amb a 1	97%	Pectate lyase	nAmb a 1	
	ヨモギ	Art v 1	＞70%	Defensin-like protein	nArt v 1	
スズカケノキ科	モミジバスズカケノキ	Pla a 1	87%	Putative invertase inhibitor	rPla a 1	
モクセイ科	オリーブ	Ole e 1	9/10 人が陽性	Common olive group 1	rOle e 1	

§：海外のデータも含む　http://www.allergen.org/

　検査名でいうと「シラカンバ」や「スギ」というのが抽出粗抗原を意味し，「rBet v 1」や「nCry j 1」というのがコンポーネントである．コンポーネントの前に r-や n-など小さなアルファベットが付いていることがあるが，これは作製法の違いを意味しており，それぞれに利点と欠点がある．r-はリコンビナント（組み替え体）の略で，過去に報告されたアミノ酸配列の情報をもとに大腸菌などに合成させた組み換えタンパク質である．同じアレルゲン活性を有するものを大量に生産できる利点がある反面，糖鎖修飾が付加されないことで天然体と立体構造が異なる可能性がありアレルゲン活性に影響を及ぼすリスクがある．一方，n-はネイティブ（精製）の略で花粉または食品自体からカラムなどを利用して抽出・単離された単一の天然体タンパク質であり，リコンビナントを利用しなくても一度に大量に精製することが可能な場合にこの方法が用いられている．タンパク質の構造が温存されるため，アレルゲン活性はほぼ天然体

と同等と考えられるが，欠点として糖鎖抗原（cross-reactive carbohydrate determinants：CCD）含有天然精製糖タンパク質の場合は，*in vitro* での反応性を誤解させる可能性がある．

CCD とは

　糖鎖のコアに特定の形で連結されたフコースおよび，またはキシロースに特徴づけられる糖鎖のグループで，脊椎動物にはなく，無脊椎動物と植物において生成される．

　N 型糖鎖の $\alpha(1,3)$ フコースと $\beta(1,2)$ キシロースが IgE 結合能を有しているが，通常，臨床症状に関与しないと考えられている．しかし，植物界には広く存在する構造のため CCD に感作されると，アレルギー症状とは無関係にすべての植物食品に交差抗原性により IgE 抗体が陽性となる（図1）．CCD への感作は花粉の曝露または虫刺によると考えられている．

　CCD への感作を確かめるには ImmunoCAP

アレルゲン名 (X年5月)	MAST36 測定値 (ルミカウント)	アレルゲン名 (X年6月)	ImmunoCAP 測定値 (UA/ml)
オオアワガエリ	151	オオアワガエリ	24.3
カモガヤ	150	カモガヤ	25.1
ブタクサ	14.5	アキノキリンソウ	17.2
ヨモギ	134		
スギ	200	スギ	202.0
ヒノキ	139	ヒノキ	28.7
ハンノキ	49.6		
シラカンバ	157	シラカンバ	25.4
ラテックス	96.6		
ソバ	41.0		
小麦	28.7	小麦	21.0
		ω-5グリアジン (rTri a 19)	0.36
ピーナッツ	200	ピーナッツ	21.4
大豆	88.0	大豆	17.7
米	200	米	24.5
		MUXF3	13.5

参考データ

●MAST36（判定基準）

クラス	LC(ルミカウント)	判定
0	0～1.39	陰性
1	1.40～2.77	疑陽性
2	2.78～13.4	
3	13.5～58.0	陽性
4	58.1～119	
5	120～159	
6	160以上	

●特異的IgE CAPシングルアレルゲン（判定基準）

判定	クラス	UA/mL
陰性	0	0.34以下
疑陽性	1	0.35～0.69
陽性	2	0.70～3.49
	3	3.50～17.49
	4	17.50～49.99
	5	50.00～99.99
	6	100以上

図 1. 「MAST36 の結果はすべて陽性で，未摂取のピーナッツ以外は食べられるそうですが，除去は不要でよいでしょうか？」と紹介された
当院で，ImmunoCAP で糖鎖抗原 CCD（nMUXF3-IgE）コンポーネントを追加測定したところ 13.5 UA/ml と陽性であった．各食品の病歴を確認し，ピーナッツ以外は食物摂取を許可した

アッセイサポート（サーモフィッシャーダイアグノスティックス）で nMUXF3（CCD，Bromelain）に対する IgE 抗体で確認できる．CCD関与が判明したら，病歴から食べられることが確認された食物は摂取を許可し，未摂取で摂取希望がある場合は皮膚試験や経口負荷試験を考慮する．

アレルゲンファミリー

コンポーネントは，構造の類似性によりいくつかのアレルゲンファミリーに分類されている．共通の起源から進化してきたタンパク質は1つのファミリーに分類され，さらにファミリーが集まっていくつかのスーパーファミリーに分類される．約16,300のタンパク質ファミリーが登録されているが，アレルゲンとして登録されているタンパク質はおおよそ30～40のタンパク質ファミリーである．ここでは花粉と食物の交差抗原性にかかわるアレルゲン（Bet v 1 とプロフィリン）を中心に概説する．

1．Bet v 1 ファミリー

カバノキ科シラカンバの花粉のメジャーアレルゲンで，生体防御タンパク質（pathogenesis-related protein）でもある．EAACI Molecular Allergology User's Guide 2016[1]には，生体防御タンパク質は PR-1～PR-14 まで 14 種のグループに分類されていると記載があり，Bet v 1 は PR-10 に属する．

1）構　造

C 末端にある 25 残基の長さのαヘリックスと，それを抱え込むような形に弯曲してる7本の逆平行βシートとで構成されている．βシートと長いαヘリックスの C 末端部分は，β1 鎖と β2 鎖をつなぐ2つの連続したαヘリックスによって分離されている．これらの構造要素はすべて，タンパク質全体を貫通する大きな疎水性空洞の形成に寄与しており，その存在は，Bet v 1 が，おそらく複数

抽出粗抗原名	測定値 (AlaSTAT)	追加コンポーネント名	測定値 (AlaSTAT)
花粉抗原			
シラカンバ	17.9		
		Bet v 1	14
		Bet v 2	0.87
ハンノキ	3.88		
スギ	17.3		
食物抗原			
リンゴ	0.21		
		Mal d 1	1.5
		Mal d 4	1.37
モモ	0.14		
		CCD（MUXF3）	<0.10

参考データ
AlaSTAT　判定基準

クラス	IgE抗体濃度 （IUA/mL）	判定
0	<0.10	陰性
	0.10 - 0.34	微弱陽性
1	0.35 - 0.69	弱陽性
2	0.70 - 3.49	
3	3.50 - 17.4	
4	17.5 - 52.4	陽性
5	52.5 - 99.9	
6	100≦	

図 2. リンゴによる口腔アレルギー症候群を疑ったが，リンゴ特異的 IgE は陰性であった
そのため AlaSTAT で Bet v 1 と Mal d 1 のコンポーネントを追加測定したところ両者陽性であったことから，リンゴの口腔アレルギー症候群と診断できた

の疎水性リガンドのキャリアとして機能している可能性を示唆している.

2）Bet v 1 ホモログの IgE エピトープ

Bet v 1 同族体（Bet v 1 ホモログ）による食物アレルギーの症状は，口腔内で速やかに溶出し（水溶性であり），症状は口腔内に限局し，加熱処理すれば食べられる（熱やタンパク分解酵素に対する耐性がない）．いわゆる口腔アレルギー症候群（OAS）と呼ばれる病態で，このコンポーネントの IgE エピトープがタンパク表層の立体構造上にあることと合致する．IgE エピトープは Bet v 1 表面全体に広がっており，Bet v 1 に対する IgE 抗体の結合は患者によって多種多様と考えられている[2].

食物抽出粗抗原に対する特異的 IgE 検査では Bet v 1 ホモログの IgE エピトープの構造が不安定であることから，しばしば偽陰性になる．その場合，Bet v 1 ホモログのコンポーネントが利用できれば測定することで感作が明らかになる場合がある（図2）.

Bet v 1 ホモログはブナ目花粉から感作される．一部の食品（ニンジンやヘーゼルナッツ）を除き，食物の経口摂取で Bet v 1 ホモログに感作される

ことはないと考えられている[1].

3）アレルゲン特徴

ブナ目に属する花粉と，バラ科を中心とした数種の食品に含まれている（表3）．そのため，シラカンバに限らず，他のブナ科花粉の Bet v 1 ホモログに感作された場合も，Bet v 1 ホモログを含有する食物を新鮮な状態で食べた時に，OAS を誘発することがある.

例外的に，Bet v 1 ホモログであっても大豆由来の Gly m 4 に対するアレルギーの場合は，豆腐や豆乳，調理したもやしなどの摂取後に，口腔内の症状にとどまらず，呼吸困難や蕁麻疹，腹痛などの重篤なアレルギー症状に進展する場合がある．重篤な症状の多くは豆乳などの加熱処理の弱いものを大量に飲んだ際に生じている.

このように花粉感作後にアレルゲンの交差反応性により軽症～重症の様々な食物アレルギーを起こす現象を花粉-食物アレルギー症候群（pollen-food allergy syndrome；PFAS）と呼ぶ.

2．プロフィリンファミリー

細胞質タンパク質ですべての真核細胞に存在している単量体のアクチン結合タンパク質で，細胞骨格の組織化やシグナル伝達に関与している．単

表 3. Bet v 1 ファミリーのコンポーネント

Family(科)	species(種)	アレルゲン名	推定分子量(kDa)	Bet v 1 との相同性 (Identities)§	測定可能なコンポーネント
代表花粉					
カバノキ科	ヨーロッパシラカンバ *Betula verrucosa*	Bet v 1	17		rBet v 1
	ハンノキ *Alnus glutinosa*	Aln g 1	18	81%	
食品					
バラ科	イチゴ *Fragaria ananassa*	Fra a 1	18	54%	
	リンゴ *Malus domestica*	Mal d 1	17.5	56%	rMal d 1
	アンズ *Prunus armeniaca*	Pru ar 1		60%	
	サクランボ *Prunus avium*	Pru av 1	9	59%	
	モモ *Prunus persica*	Pru p 1	18	59%	rPru p 1
	西洋ナシ *Pyrus communis*	Pyr c 1	18	58%	
	ヨーロッパキイチゴ *Rubus idaeus*	Rub i 1	17	56%	
カバノキ科	ヘーゼルナッツ *Corylus avellana*	Cor a 1.04	17	68%	rCor a 1
マタタビ科	ゴールドキウイ *Actinidia chinensis*	Act c 8	17	50%	
	グリーンキウイ *Actinidia deliciosa*	Act d 8	17	50%	rAct d 8
セリ科	セロリ *Apium graveolens*	Api g 1	16	42%	rApi g 1.01
	ニンジン *Daucus carota*	Dau c 1	16	37%	
マメ科	ピーナッツ *Arachis hypogaea*	Ara h 8	17	47%	rAra h 8
	大豆 *Glycine max*	Gly m 4	17	48%	rGly m 4(保険収載)
	緑豆 *Vigna radiata*	Vig r 1	16	45%	
ナス科	トマト *Solanum lycopersicum*	Sola l 4	20	45%	
クルミ科	クルミ *Juglans regia*	Jug r 5	20	67%	

§：http://www.allergen.org/および https://blast.ncbi.nlm.nih.gov/Blast.cgi(2020 年 7 月 10 日アクセス)

子葉から双子葉を含む被子植物全般にわたりアレルゲンとして同定されている.

1）構　造

N 末端と C 末端にそれぞれ 1 本の α ヘリックスと中央に 6 本の逆平行 β シートで構成されている. 種を超えて高度に保存されているタンパク質で, 遠縁の生物のプロフィリンでもアミノ酸配列において少なくとも約 75％の同一性を有する(表4). そのため, プロフィリンに対して特異的 IgEを有すると, ほぼすべての植物(花粉, 食物および樹液)に交差反応を起こしうる(pan-allergen).

2）IgE エピトープ

感作の証明には Phl p 12(オオアワガエリ花粉由来), Bet v 2(シラカンバ花粉由来), Pru p 4

表 4. プロフィリンファミリーのコンポーネント

Family（科）	species（種）	アレルゲン名*	推定分子量 (kDa)	Phl p 12 との相同性 (Identities) §	測定可能な コンポーネン
代表花粉					
被子植物					
Betulaceae （カバノキ科）	ヨーロッパシラカンバ *Betula verrucosa*	Bet v 2	15	78%	rBet v 2
	ヨーロッパハンノキ *Alnus glutinosa*	(Aln g 2)			
Gramineae （イネ科）	オオアワガエリ Timothy *Phleum pratense*	Phl p 12	14	—	rPhl p 12
	ギョウシバ *Cynodon dactylon*	Cyn d 12	14.5	82%	
Asteraceae （キク科）	ブタクサ *Ambrosia artemisiifolia*	Amb a 8	14	79%	
	ヨモギ *Artemisia frigida*	Art v 4	14	77%	
	ヒマワリ *Helianthus annuus*	Hel a 2	14.7	82%	
Amaranthaceae （ヒユ科）	アオゲイトウ *Amaranthus retroflexus*	Ama r 2	14	80%	
Urticaceae （イラクサ科）	カベイラクサ *Parietaria judaica*	Par j 3	14	76%	
Euphorbiaceae （トウダイグサ科）	Annual mercury *Mercurialis annua*	Mer a 1	14〜16	82%	
Oleaceae （モクセイ科）	オリーブ *Olea europaea*	Ole e 2	15	80%	
	セイヨウトネリコ *Fraxinus excelsior*	(Fra e 2)			
Arecaceae （ヤシ科）	ナツメヤシ *Phoenix dactylifera*	Pho d 2	14	79%	
裸子植物					
Cupressaceae （ヒノキ科）	Common cypress *Cupressus sempervirens*	(Cup s 8)			
食 物					
バラ目					
Rosaceae （バラ科）	イチゴ *Fragaria ananassa*	Fra a 4	13	79%	
	リンゴ *Malus domestica*	Mal d 4		76%	
	サクランボ *Prunus avium*	Pru av 4	15	74%	
	モモ *Prunus persica*	Pru p 4	14	75%	rPru p 4
	西洋ナシ *Pyrus communis*	Pyr c 4	14	77%	
	アーモンド *Prunus dulcis*	Pru du 4	14	75%	
ウリ目					
Cucurbitaceae （ウリ科）	メロン *Cucumis melo*	Cuc m 2	14	76%	
	スイカ *Citrullus lanatus*	Citr l 2		77%	
マメ目					
Fabaceae （マメ科）	ピーナッツ *Arachis hypogaea*	Ara h 5	15	76%	
	大豆 *Glycine max*	Gly m 3	14	77%	

表 4. つづき

	Family（科）	species（種）	アレルゲン名*	推定分子量 (kDa)	Phl p 12 との相同性 (Identities)§	測定可能な コンポーネント
ナ目	Betulaceae （カバノキ科）	ヘーゼルナッツ *Corylus avellana*	Cor a 2	14	77%	
	Juglandaceae （クルミ科）	クルミ *Juglans regia*	Jug r 7	13	82%	
ムクロジ目	Rutaceae （ミカン科）	オレンジ *Citrus sinensis*	Cit s 2	14	73%	
	Sapindaceae （ムクロジ科）	レイシ *Litchi chinensis*	Lit c 1	15	80%	
アブラナ目	Brassicaceae （アブラナ科）	マスタード *Sinapis alba*	Sin a 4	13/14	78%	
ツツジ目	Actinidiaceae （マタタビ科）	グリーンキウイ（ヘイワード種） *Actinidia deliciosa*	Act d 9	14	76%	
セリ目	Apiaceae （セリ科）	セロリ *Apium graveolens*	Api g 4	14	76%	
		ニンジン *Daucus carota*	Dau c 4	14	76%	
ナス目	Solanaceae （ナス科）	トマト *Solanum lycopersicum*	Sola l 1	14	80%	
		ナス *Solanum melongena*	Sola m 1	17	67%	
		トウガラシ *Capsicum annuum*	Cap a 2	14	79%	
イネ目	Bromeliaceae （パイナップル科）	パイナップル *Ananas comosus*	Ana c 1	15	77%	
	Poaceae （イネ科）	コムギ *Triticum aestivum*	Tri a 12	14	80%	
		オオムギ *Hordeum vulgare*	Hor v 12	14	82%	
ヤシ目	Arecaceae （ヤシ科）	ナツメヤシの実 *Phoenix dactylifera*	Pho d 2	14	79%	
ショウガ目	Musaceae （バショウ科）	バナナ *Musa acuminata*	Mus a 1	15	75%	
職業性 キントラノオ目	トウダイグサ科	天然ゴムラテックス パラゴムノキ（樹液） *Hevea brasiliensis*	Hev b 8	15	78%	rHev b 8

*：（ ）は IUIS 未登録
§：http://www.allergen.org/ および https://blast.ncbi.nlm.nih.gov/Blast.cgi（2020 年 7 月 10 日アクセス）

（食物モモ由来）および Hev b 8（パラゴムノキ樹液由来）のどのコンポーネントでも測定可能である．興味深いことにプロフィリン過敏症患者は，カベイラクサ（イラクサ科）とヒノキ（ヒノキ科）に対する抽出粗抗原に陰性を示すことがよくある[3]．これは，これら 2 つの植物のプロフィリンと他のプロフィリンとの IgE 交差抗原性がより限定されているためなのか[4][5]，あるいは抽出物中のコンポーネントの濃度が低いこと[6]に起因するか，まだよくわかっていない．

3）アレルゲン特徴

プロフィリンには吸入抗原と食物抗原がある．

（1）吸入抗原としての主要な一次感作はイネ科花粉と考えられているが，シラカンバ花粉，ブタクサ花粉，ヨモギ花粉にもプロフィリンが含まれているため，いずれの花粉も一次感作となりうる．原則としてプロフィリン感作は，一次感作された花粉のメジャーアレルゲン感作の後に起こる．ほとんどの花粉がプロフィリン感作を誘発する可能性があるが，プロフィリンを吸入しても臨床的影響はほとんどないと考えられている[7]．そ

のため，プロフィリンに感作されると交差抗原性により血液検査上では多種花粉に陽性を示すが，一次感作の花粉飛散時期のみ臨床症状を有する臨床的偽陽性を生じうる．

しかし，イネ科が主要な感作源である地域においては，プロフィリン結膜試験で陽性を示した[8]というものと，プロフィリンが鼻炎，喘息を有する患者に呼吸器症状を誘発したという報告がある[9]．

（2）食物抗原としても，これまで症状を誘発しないと考えられていた．しかし，プロフィリン単独陽性者の約半数にウリ科，柑橘類，トマト，バナナなどにOASがみられたという報告がある[10]．アレルゲン性は加熱や消化酵素に対する抵抗性を欠くため，プロフィリンで誘発される食物アレルギーの臨床症状はOASがほとんどであるが，イネ科花粉症の罹患率が高いスペインの特定の地域の花粉症患者に低用量の精製プロフィリンを経口投与したところ，口腔症状だけでなく消化器症状や喘鳴などの全身性のアレルギーが誘発されたという報告がある[11]．また，いくつかの研究では，異なる花粉抽出物の注射免疫療法を行った被験者において，プロフィリンに関連した食物アレルギーが消失したという報告もある[12)13]．

3．その他の食物間での交差反応にかかわる植物由来のコンポーネント

1）Lipid transfer protein(LTP)：食物と花粉との交差反応は起こさないと考えられている

（1）LTPの代表は，モモのメジャーアレルゲンであるPru p 3で，このファミリーで最初に同定されたコンポーネントでもある．果実の果皮側の維管束組織に集中して存在しており，そのため果皮には果肉の含有量の約300倍ほど多く含まれている．疎水性分子の輸送に関与している以外に，細菌や真菌の感染に対する植物の防御に関与している可能性も示唆されており，生体防御タンパク質の14群(PR-14)に分類されている．LTPの濃度は成熟度や品種によって変化する特徴を有している．

（2）構造的には，プロラミンスーパーファミ

リーの特徴な目印でもあるシステイン残基を8個もつ高度に保存されたドメインを有し，4つのジスルフィド結合で高温やpHの変化に強いタンパク質となっているため，調理された商品でもアレルギーをきたす．

（3）交差反応性は食物間のみで，特にバラ科食物間で観察されるが，ミカン科，ブドウ科，トマト，ナッツ類などにも交差反応をきたす（表5）．

花粉アレルゲンとしてイラクサ科の花粉やヨモギ，モクセイ科オリーブやスズカケノキ科プラタナスの花粉に含まれるが，モモPru p 3との配列同一性が低いことに加え，アミノ酸の長さも異なることから，モモと花粉間のLTPを介する交差反応性は，ほとんど存在しないとされている[14]．

（4）LTPは，地中海地域での果物アレルギーの主要なアレルゲンであり，誘発する症状は口腔から始まり消化器症状や全身の蕁麻疹，呼吸器症状を伴うアナフィラキシーを引き起こすこともある．日本人はLTP感作例が少ない[15)16]が，その理由として果皮をむいて食べる食習慣が欧米と異なるためと考えている．

2）LTPとよく似たアレルゲン特性を有するgibberellin-regulated protein(GRP)

（1）アレルゲンとしてはモモで最初に同定された．ジャガイモのGRPが抗菌作用を有することから感染防御作用を有すると考えられる．また，LTPと同様に，濃度が成熟度や品種によって変化する特徴を有している．

（2）LTPと構造が似ており，システイン残基を12個もち6つのジスルフィド結合を有するため加熱や消化耐性も有している．LTPと異なる特徴は，モモの果肉部分にも存在することである．そのため果皮を食べない日本人でも感作される．

（3）臨床的交差反応性はLTPと同様にモモ，梅，ミカンなどで証明されているが[17]，LTPとは交差反応性の食品種が少し異なる印象がある．また，興味深いことにGRPはヒノキ科花粉にも存在する[18]．最近の報告では，南仏地域のヒノキ科のイトスギに対する花粉症患者の37%がGRPと考

表 5. リピッドトランスファープロテインファミリーのコンポーネント

Family（科）	species（種）	アレルゲン名	Type	推定分子量 (kDa)	Pru p 3 との相同性 (Identities)§	測定可能な コンポーネント
食 物						
バラ科	モモ *Prunus persica*	Pru p 3	1	10		rPru p 3
	リンゴ *Malus domestica*	Mal d 3	1	9	80%	
	アンズ *Prunus armeniaca*	Pru ar 3	1	9	91%	
	サクランボ *Prunus avium*	Pru av 3	1	10	88%	
	西洋スモモ *Prunus domestica*	Pru d 3	1	9	90%	
	西洋ナシ *Pyrus communis*	Pyr c 3		9	78%	
	イチゴ *Fragaria ananassa*	Fra a 3	1	9	68%	
	ヨーロッパキイチゴ *Rubus idaeus*	Rub i 3	1	11	68%	
	アーモンド *Prunus dulcis*	Pru du 3	1	9	58%	
ブドウ科	ブドウ *Vitis vinifera*	Vit v 1	1	9	63%	
ミソハギ科	ザクロ *Punica granatum*	Pun g 1	1	9	66%	
ミカン科	レモン *Citrus limon*	Cit l 3	1	9.6	65%	
	マンダリンオレンジ *Citrus reticulata*	Cit r 3	1	9		
	オレンジ *Citrus sinensis*	Cit s 3		9.46	65%	
ナス科	トマト *Solanum lycopersicum*	Sola l 3	1	9	49%	
		Sola l 7	2	12.5	42%	
キク科	レタス *Lactuca sativa*	Lac s 1		9	62%	
	ヒマワリ *Helianthus annuus*	Hel a 3	1	9	42%	
ブナ科	クリ *Castanea sativa*	Cas s 8	1	9		
カバノキ科	ヘーゼルナッツ *Corylus avellana*	Cor a 8	1	9	59%	rCor a 8
クルミ科	クルミ *Juglans regia*	Jug r 3	1	9	63%	nJug r 3
クワ科	桑の実 *Morus nigra*	Mor n 3	1	10	68%	
バショウ科	バナナ *Musa acuminata*	Mus a 3	1	9	33%	
セリ科	セロリ *Apium graveolens*	Api g 2	1	9	54%	
		Api g 6	2	7	31%	
アブラナ科	キャベツ *Brassica oleracea*	Bra o 3	1	1		
	マスタード *Sinapis alba*	Sin a 3	1	12.3	55%	

表 5. つづき

Family(科)	species(種)	アレルゲン名	Type	推定分子量 (kDa)	Pru p 3 との相同性 (Identities) §	測定可能な コンポーネント
マメ科	ピーナッツ *Arachis hypogaea*	Ara h 9	1	9.8	68%	rAra h 9
		Ara h 16		8.5	25%	
		Ara h 17		11	58%	
	レンズマメ *Lens culinaris*	Len c 3	1	9	60%	
	ルピンマメ *Lupinus angustifolius*	Lup an 3		11	68%	
	サヤインゲン *Phaseolus vulgaris*	Pha v 3	1	8.8〜9.0	62%	
イネ科	コムギ *Triticum aestivum*	Tri a 14	1	9	47%	rTri a 14
	デュラムコムギ *Triticum turgidum ssp durum*	Tri tu 14		9.2	52%	
	トウモロコシ *Zea mays*	Zea m 14		9	63%	
職業性 トウダイグサ科	天然ゴムラテックス *Hevea brasiliensis*	Hev b 12	1	9	65%	
キジカクシ科	アスパラガス *Asparagus officinalis*	Aspa o 1	1	9		
花 粉 イラクサ科	カベイラクサ *Parietaria judaica*	Par j 1	1	15	29%	
		Par j 2	1	10〜14	26%	rPar j 2
キク科	ブタクサ *Ambrosia artemisiifolia*	Amb a 6	1	10	41%	
	ヨモギ *Artemisia vulgaris*	Art v 3	1	12	49%	nArt v 3
モクセイ科	オリーブ *Olea europaea*	Ole e 7		9.5	No significant similarity found	nOle e 7
スズカケノキ科	モミジバスズカケノキ *Platanus acerifolia*	Pla a 3		10		

§：http://www.allergen.org/および https://blast.ncbi.nlm.nih.gov/Blast.cgi(2020 年 7 月 10 日アクセス)

えられる BP14 というイトスギアレルゲンに感作されており，モモやオレンジに対する口腔症状や蕁麻疹などのアレルギーを呈する症例がみられたと報告された．また，イトスギ抗原添加によりジャガイモ GRP に対する IgE 抑制がみられたことが記載されている[19]．交差抗原性に関して今後も新たな研究報告が示されることが期待される．

（4）誘発症状は LTP と同様に全身性のアレルギー症状に関与する[15)16]．

まとめ

本稿は，OAS に関係するコンポーネントを主に記載し，その後，最近報告された新しいコンポーネントについても概説した．まだまだコンポーネント検査を利用できるアレルゲンは限られており，しかも保険適用のないものが多いが，本稿が今後の臨床診療でのヒントになれば幸いである．

文 献

1) EAACI MOLECULAR ALLERGOLOGY USER'S GUIDE. Editors：Paolo Maria Matricardi et al. Published by the European Academy of Allergy and Clinical Immunology 2016.
2) Gepp B, Lengger N, Bublin M, et al：Chimeras of Bet v 1 and Api g 1 reveal heterogeneous IgE responses in patients with birch pollen

allergy. J Allergy Clin Immunol, **134**：188-194, 2014.

3) Asero R, Monsalve R, Barber D：Profilin sensitization detected in the office by skin prick test：a study of prevalence and clinical relevance of profilin as a plant food allergen. Clin Exp Allergy, **38**：1033-1037, 2008.

4) Asero R, Mistrello G, Roncarolo D, et al：Parietaria profilin shows only limited cross-reactivity with birch and grass profilins. Int Arch Allergy Immunol, **133**：121-124, 2004.

5) Asturias JA, Ibarola I, Eseverri JL, et al：PCR-based cloning and immunological characterization of parientaria judaica pollen profilin. J Investig Allergol Clin Immunol, **14**：43-48, 2004.

6) Bonura A, Trapani A, Gulino L, et al：Cloning, expression in E Coli and immunological characterization of Par j 3.0201, a Parietaria pollen profilin variant. Mol Immunol, **57**：220-225, 2014.

7) Asero R, Jimeno L, Barber D：Preliminary results of a skin prick test-based study of the prevalence and clinical impact of hypersensitivity to pollen panallergens（polcalcin and profilin）. J Investig Allergol Clin Immunol, **20**：35-38, 2010.

8) Nunez R, Carballada F, Lombardero M, et al：Profilin as an aeroallergen by means of conjunctival allergen challenge with purified date palm profilin. Int Arch Allergy Immunol, **158**：115-119, 2012.

9) Ruiz-García M, García del Potro M, Fernànzez-Nieto M, et al：Profilin：a relevant aeroallergen? J Allergy Clin Immunol, **128**：416-418, 2011.

10) Asero R, Mistrello G, Roncarolo D, et al：Detection of clinical markers of sensitization to profilin in patients allergic to plant-derived foods. J Allergy Clin Immunol, **112**：427-432, 2003.
Summary 病歴と皮膚試験に基づいて確認した結果，プロフィリンはウリ科，柑橘類，トマトやバナナの口腔アレルギー症候群（OAS）に関与してる可能性がある．
11) Alvarado MI, Jimeno L, De La Torre F, et al：Profilin as a severe food allergen in allergic patients overexposed to grass pollen. Allergy, **69**：1610-1616, 2014.
Summary アレルゲンであるプロフィリンの低用量で経口負荷試験した結果，重篤な反応を示しやすい患者は，主要なイネ科アレルゲンに対するIgG4/IgE比が低かった．
12) Kelso JM, Jones RT, Tellez R, et al：Oral allergy syndrome successfully treated with pollen immunotherapy. Ann Allergy Asthma Immunol, **74**：391-396, 1995.

13) Asero R. Fennel, cucumber, and melon allergy successfully treated with pollen-specific injection immunotherapy. Ann Allergy Asthma Immunol, **84**：460-462, 2000.

14) Salcedo G, Sanchez-Monge R, Diaz-Perales A, et al：Plant non-specific lipid transfer proteins as food and pollen allergens. Clin Exp Allergy, **34**：1336-1341, 2004.

15) Inomata N, Okazaki F, Moriyama T, et al：Identification of peamaclein as a marker allergen related to systemic reactions in peach allergy. Ann Allergy Asthma Immunol, **112**：175-177, 2014.

16) Mori Y, Okazaki F, Inuo C, et al：Evaluation of serum IgE in peach-allergic patients with systemic reaction by using recombinant Pru p 7 (gibberellin-regulated protein). Allergol Immunopathol(Madr), **46**：482-490, 2018.
Summary モモ重症アレルギーに関与するGRPの診断のためのリコンビナントGRP作成に関して，大腸菌で作製すると感度が落ちるため酵母で作製するほうが良い．
17) Inomata N, Miyakawa M, Ikeda N, et al：Identification of gibberellin-regulated protein as a new allergen in orange allergy. Clin Exp Allergy, **48**：1509-1520, 2018.

18) Tuppo L, Alessandri C, Giangrieco I, et al：Isolation of cypress gibberellin-regulated protein：Analysis of its structural features and IgE binding competition with homologous allergens. Molecular Immunology, **114**：189-195, 2019.

19) Sénéchal H, Šantrůček J, Melčováet M, et al：A new allergen family involved in pollen food-associated syndrome：Snakin/gibberellin-regulated proteins. J Allergy Clin Immunol, **141**：411-414, 2018.

MB ENT, 254：62-70, 2021

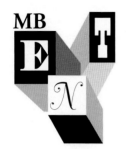

◆特集・口腔アレルギー症候群─診断と治療─

口腔アレルギーに対する免疫療法

鈴木正宣[*1]　中丸裕爾[*2]

Abstract 免疫療法は少量の抗原を体内に継続的に投与し，抗原に対する反応性を低下させる治療法である．耳鼻咽喉科領域では鼻アレルギーに対して古くから行われており，その有効性は確立している．薬物治療や外科手術と異なり，免疫反応そのものを変化させるため，アレルギー性疾患に対し治癒や長期寛解が期待できる唯一の治療方法とされる．

　Pollen-food allergy syndrome（PFAS）に対しては，カバノキ花粉症に伴うリンゴ PFAS を対象とした免疫療法が，欧州を中心に検討されている．免疫療法が有効とする報告も数多くみられるが，一方で無効とする報告もあり，有効性には一定の見解が得られていない．近年，リコンビナントタンパク質を用いた分子生物学的検討が進むにつれ，免疫療法で摂取する抗原によって有効性が異なることがわかってきた．本稿では，これまでの PFAS に対する免疫療法の報告を概説したうえで，最新の免疫療法と近年の分子生物学的検討についても紹介する．

Key words 皮下免疫療法（subcutaneous immunotherapy；SCIT），舌下免疫療法（sublingual immunotherapy；SLIT），カバノキ（birch），リンゴアレルギー（apple allergy），SQ tree SLIT，リコンビナントタンパク質（recombinant protein）

はじめに

　免疫療法は少量の抗原を体内に継続投与し，抗原に対する反応性を低下させる治療法である．抗原回避，薬物治療，手術治療と異なり，免疫反応そのものを変化させるため，アレルギー性疾患の治癒や長期寛解が期待できる唯一の治療方法とされる．耳鼻咽喉科領域では鼻アレルギーに対して古くから行われており，鼻アレルギー診療ガイドラインでも通年性アレルギー，季節性アレルギーともに，重症度にかかわらず推奨されている．

　従来，抗原を皮下に注射する皮下免疫療法（subcutaneous immunotherapy；SCIT）が行われてきたが，近年，舌下に投与する舌下免疫療法（sublingual immunotherapy；SLIT）も保険適用となった．SLIT では注射の必要がないため基本的に自宅で投与できるという利点がある．また，SCIT でみられるアナフィラキシーなどの重篤な副反応が少なく，より安全な治療法であると期待されている．一方，効果の観点からは，アレルギー性鼻炎に対しては SCIT と SLIT は同等，もしくは SCIT のほうがやや効果が高いと考えられている．現在，鼻アレルギーに対しては，有効性と安全性のバランスに加え，投与コンプライアンスを考慮したうえで，症例ごとに SCIT もしくは SLIT が選択されている．

カバノキ花粉症に伴う PFAS

　PFAS が花粉抗原との交差反応性にて生じる症候群であること，その多くはアレルギー性鼻炎に合併することを背景に，免疫療法は PFAS に対する治療法としても期待されている．

[*1] Suzuki Masanobu，〒 060-8638 北海道札幌市北区北 15 条西 7　北海道大学大学院医学研究院耳鼻咽喉科・頭頸部外科学教室，助教
[*2] Nakamaru Yuji，同，准教授

表 1. これまでに報告されている PFS に対する免疫療法

	摂取抗原	方法	摂取可能 リンゴ量*	研究の特徴
カバノキ免疫療法が有効だった報告				
Asero, 1998[3]	カバノキ	SCIT	10 g 約 1/12 個	初の経口負荷試験
Bucher, et al. 2004[4]	カバノキ	SCIT	32.6 g 約 1/4 個	SCIT 前後で経口負荷試験を比較
Bolhaar, et al. 2004[5]	カバノキ	SCIT	120 g 約 1 個	ダブルブラインドの経口負荷試験
津曲ら. 2018[6]	カバノキ	SCIT	ベースの 2 倍	国内の小児を対象に急速法を行った
Bergmann, et al. 2008[7]	カバノキ	SLIT	不明	SLIT を用いた初の検討
Till, et al. 2020[2]	カバノキ	SLIT	124 g 約 1 個	最新のカバノキ SLIT 製剤を用いた検討
Mauro, et al. 2011[9]	カバノキ	SCIT/SLIT	124 g 約 1 個	SCIT と SLIT を比較した
カバノキ免疫療法が無効だった報告				
Hansen, et al. 2004[10]	カバノキ	SCIT/SLIT	1 個	SCIT と SLIT をプラセボと比較した
Kinaciyan, et al. 2007[12]	カバノキ	SLIT	30 g 約 1/4 個	ダブルブラインドとオープン法を組み合わせた
リンゴ抗原に注目した免疫療法				
Kopac, et al. 2012[13]	リンゴ	経口摂取	128 g 1 個	リンゴそのものを摂取した報告
Kinaciyan, et al. 2018[14]	rMal d 1	SLIT	不明 Mal d 1 50 μg	リコンビナントタンパク質を摂取した報告

*摂取可能リンゴ量は，効果が認められた症例が摂取できるようになったリンゴ量もしくは経口負荷試験で摂取したリンゴの量を表す

これまで欧州を中心に PFAS に対する免疫療法が多く報告されている．欧州での主要な花粉症の原因抗原はカバノキ花粉であるため，それに伴うリンゴ PFAS を対象とした報告が多い．本邦でのカバノキ（シラカバなど）の自生地は北海道などに限定されるが，シラカバは本邦に広く自生するハンノキなどとの交差反応性があるため，PFAS は決して北海道に限局した疾患ではない[1]．

本稿ではリンゴ PFAS に対する免疫療法の報告を，① カバノキ花粉を用いた免疫療法が有効であったとする報告，② 無効であったとする報告，③ リンゴ抗原に注目した免疫療法に分けて概説し，最後に ④ スギ花粉に伴うトマト PFAS に対する免疫療法を紹介する．総じて，PFAS に対する免疫療法の有効性には一定の見解が得られていない．これは，各報告によって，対象症例，免疫療法の方法，評価方法が統一されていないことが一因と考えられる．本稿では実地臨床への応用の観点から，免疫療法によって摂取可能になったリンゴの量（芯を除くと 1 個 128 g に該当[2]）にも注目した（表 1）．

1．カバノキに対する免疫療法がリンゴ PFAS に効いたとする報告

カバノキ PFAS に対する免疫療法を経口負荷試験で検討したのは 1998 年の Asero の報告[3] に遡る．この検討では，PFAS 症状のある花粉アレルギー症例 49 人に SCIT を行い，SCIT を行わなかった 26 人を合わせ，リンゴ経口負荷試験を行った．経口負荷試験はオープン法で 10 g のリンゴを 1 分間咀嚼し吐き出した後，15 分間の症状を visual analogue scale（VAS）で評価した．SCIT 群の 84% は自覚症状が半分以下となったが，コントロール群に改善した症例はいなかった．

この報告は PFAS に対する免疫療法の有効性を，初めて経口負荷試験で検討した点で歴史に残る研究である．一方，摂取したリンゴの量は 10 g と少なく，最大摂取可能量は検討されていなかった．

Bucher ら[4] はカバノキ SCIT 前後に経口負荷試

験を行い，最大摂取可能量が増加したと報告している．この検討では，花粉アレルギーを伴うPFAS症例（リンゴとナッツ）15人を対象にSCITを行い，SCITを行わなかった12人とSCIT前後の経口負荷試験の結果を比較した．経口負荷試験はオープン法で摂取量を漸増していき，他覚的所見が出現したときの総摂取量を評価した．結果，SCIT群の13例（87%）でSCIT前に比べて総摂取量が増加し，平均リンゴ摂取可能量はSCIT前の12.6 g（リンゴ約1/10個）から32.6 g（約1/4個分）と増加した．一方，コントロール群でも1例（8%）で総摂取量が増加したが，残りの11例は増加しなかった．リンゴ約1/4個分と効果は限定的ではあるが，カバノキSCITによってリンゴの最大摂取可能量が増加しうることが示された．

上記の2つの報告はどちらも経口負荷試験をオープン法で行っている．被験者は免疫療法を受けていること，リンゴの経口負荷試験を行っていることを認識しており，プラセボ効果やバイアスの影響は否定できない．そこで，Bolhaarら[5]は，ダブルブラインドの経口負荷試験でカバノキSCITの有効性を報告している．この検討では花粉リンゴアレルギーの25例を免疫療法群（13人）と非免疫療法群（12人）に分け，経口負荷試験を行った．被験者にリンゴを摂取しているか悟られないよう，リンゴ（4，10，40，120 g）をヨーグルトやオレンジジュースなどに混ぜたものを用意し，摂取後に出現した症状をVASスコアで評価した．SCIT開始前と1年後を比較したところ，SCIT群ではVASスコアが有意に減少した．SCIT群の13人中9人で症状VASスコアが有意に減少した一方，コントロール群ではVASスコアに変化がみられなかった．

この研究ではSCIT群の13人中3人が120 gのリンゴ（リンゴ約1個）を摂取しても症状が出現しないようになった．また，6人では自覚症状の改善が認められたが，4人では改善はみられなかった．本研究はダブルブラインド試験でカバノキSCITの有効性を明らかにした点で有意義な報告

である．ただ，リンゴの味を隠すために使用したヨーグルトやジュースがMal d 1の抗原性を変化させ，結果に影響している可能性が懸念される．

国内では，津曲らが小児を対象にカバノキSCITがPFASに有効であったと報告している[6]．この検討では，男児9人，女児10人（6〜16歳：平均11.8歳）に急速法でカバノキSCITを施行し，経口負荷試験（オープン法）で評価した．急速期直後では5例（26.3%）でPFASの症状が全くなくなった（著効）．9人（47.4%）では治療前と比較して症状なく摂取できる量が2倍以上に増えた．2人は変化なし，3人は判定不能であった．維持期にはさらに4人が改善した．ただ，急速期直後に著効した5例のうち2人はその後PFAS症状の部分的な再燃を認めた．結果，維持期では3人が著効，12人が有効であり，計15人（78.9%）と高い有効性が報告されている．

一方で，SLITのPFSへの有効性も報告されている．Bergmannら[7]は，PFAS症状のある花粉アレルギー症例のうち，様々な花粉抗原に対するSLITを行った102症例を解析した．PFASにまつわる18種類の症状をアンケートし，症状ごとに重みをつけたスコアで評価したところ，SLITによってスコアが平均64.3%減少した．スコアが50%以下になった症例をレスポンダーと定義すると，77%がレスポンダーとなった．リンゴに限ると37例中33例（89.2%）がレスポンダーであった．

本検討はSLITによってPFAS症状が改善したという初の報告である．ただ，SLITの種類が統一されていないことから，SLITのPFASに対する効果の全体像を評価していることとなる．全体の症例数は77例と多いがリンゴPFASに限ると37例にすぎず，コントロール群も設定されていない．また，評価法が主観的なアンケート調査に基づいた独自のweigted sum scoreによるものであることにも注意が必要である．このスコアでは，例えば，リンゴ摂取によるアナフィラキシーショックを口のかゆみの4倍に重みづけているが，これが妥当かどうかは議論が分かれるであろう．

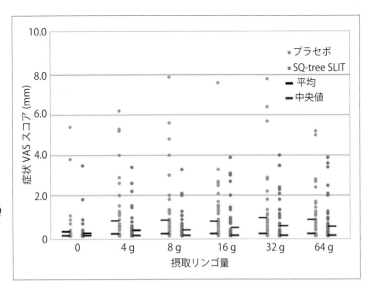

図 1.
欧州で開発中のカバノキ SLIT 製剤 SQ tree SLIT-tablet による免疫療法で，リンゴ PFAS 症状の改善がみられた
（文献 2 より改変）

2020 年になって，Till ら[2]が，欧州で開発中のカバノキ SLIT 製剤（SQ tree SLIT-tablet）がリンゴ PFAS に有効であったと報告した．この検討では実薬群 61 人，プラセボ群 63 人が 6.5〜9.5 ヶ月にわたり投薬を受けた後，リンゴを 4，8，16，32，64 g と 15 分ごとに摂取していき，客観的所見と主観的症状を記録した．結果，実薬群 89％，プラセボ群 76％が最大量のリンゴ 124 g（約 1 個分）を食べることができた．実薬群では 75％，プラセボ群では 68％の症例で無症状となった．実薬群では症状 VAS スコアが低下（図 1）し，リンゴ特異的 IgE と IgG4 も有意に上昇していた．なお，重篤な副作用はなかった．

この検討は，カバノキ花粉症 634 症例を対象とした SQ tree SLIT-tablet の第 3 相試験[8]のサブ解析であり，これまでに行われたリンゴ PFAS 症例への免疫療法の検討の中でもっとも症例数が多いものである．経口負荷試験で摂取可能となったリンゴの量も約 1 個と，臨床的に意義のある量である．ただ，サブ解析であるため PFAS の診断は自己申告に頼っており，PFAS の診断そのものにバイアスがかかっている可能性は否定できない．また，事前に経口負荷試験を行えておらず，摂取増加量は検討できていない．

なお，メイン解析ではカバノキ花粉症への高い有効性と安全性が確認された[8]．本邦においてはカバノキ花粉症に対する免疫療法製剤は市販されておらず，この研究で使われた SQ tree SLIT-

tablet は本邦への導入が期待される製剤の 1 つである．

このようにカバノキ花粉抗原を用いた免疫療法では，SCIT と SLIT のどちらも PFAS への有効性が報告されている．一般にアレルギー性鼻炎に対しては SCIT と SLIT は同等か，SCIT のほうがやや効果が高いと考えられている．では，カバノキに対する SCIT と SLIT でリンゴ PFAS に対する効果に違いはあるのであろうか．

Mauro ら[9]は，カバノキ花粉症とそれに伴うリンゴ PFAS をもつ 40 例を SCIT 群と SLIT 群に分け，1 年間免疫療法を行った．免疫療法の前後で経口負荷試験を行い，リンゴ 4，8，16，32，64 g と 15 分のインターバルで摂取し，PFAS 症状が出るまでの摂取量を比較した．結果，計 15 人が試験を完遂した．SCIT 群では 8 人が完遂し，そのうちの 2 人が 64 g（合計 124 g＝リンゴ約 1 個分）まで摂取しても副作用は出現しなかった．SLIT 群では完遂した 7 人の内 1 人が副作用なく 64 g まで摂取できるようになった．他にも SCIT 群では 3 人が，SLIT 群では 2 人が経口負荷試験でリンゴ摂取量が増加した．合わせると，SCIT では 63％に，SLIT では 42％に改善がみられた．

この検討では SCIT と SLIT を直接比較し，SCIT のほうが改善率が高いと報告している．ただ，エントリーは 40 人だったが，試験を完遂できたのは両群合わせて 15 人と少なくなってしまった．また，コントロール群が設定されておらず，

SCIT や SLIT が有意に有効であったのかは不明である．副作用なくリンゴ 1 個を摂取できるようになったのは 15 人中 3 人（20％）に過ぎず，これを実臨床に応用できるどうかは意見が分かれるところであろう．

2．カバノキ免疫療法が効かないとする報告

一方で，カバノキ免疫療法は PFAS 症状の改善に寄与しないという報告も存在する．Hansen ら[10]は，SCIT，SLIT ともにプラセボを越える有効性が得られなかったと報告している．対象症例は 42 例のカバノキ花粉アレルギー症例で，この中には PFAS を合併していない症例も含まれている．この 42 例に経口負荷試験（オープン法）を行ったうえで，カバノキ SCIT 群，カバノキ SLIT 群，プラセボ群の 3 群に分け，2 年間の免疫療法を行った．経口負荷試験は，まず 10 g のリンゴスライスを摂取させ強い症状が出ないことを確認したうえで，リンゴ 1 個を丸ごと摂取し，自覚的な重症度を 0〜3 の 4 段階で評価した．

結果，SCIT 群 16 例のうち免疫療法前に経口負荷試験で陽性だった 2 例が陰性となったが，逆に陰性であった 1 例が陽性になった．SLIT 群 12 例では陽性であった 1 例が陰性になったが，陰性であった 3 例が陽性になった．プラセボ群 14 例では陽性であった 2 例が陰性になったが，陰性が陽性になった例はいなかった．PFAS 症状が自覚的に改善した症例もいたが，大多数の症例では変化はみられず，プラセボとの比較でも有意な違いはみられなかった．

本検討は，カバノキ花粉症に対する SCIT と SLIT の効果をプラセボと比較した意義ある報告である．また，同じ対象症例群において花粉症に対する有効性が確認されている[11]ことから，同じ免疫療法でも花粉症と PFAS ではその有効性に違いがあることが示された．ただ，PFAS の治療に必要な摂取抗原量を検討できていない点，経口負荷試験が主観的にしか評価されておらず客観的な PFAS 所見が評価されていない点，経口負荷試験の陽性が厳密に定義されていない点などリミテー

ションも存在する．また，対象症例には PFAS 症状がない症例も含まれており，結果の解釈には注意が必要である．

Kinaciyan ら[12]も，カバノキ SLIT がリンゴ PFAS 症状を改善しなかったと報告している．この検討では，1 年間のカバノキ SLIT を行った 15 例を対象に経口負荷試験を行った．経口負荷試験としてダブルブラインドでリンゴ 10 g を摂取した後に，オープン法としてリンゴ 20 g を食べ，PFAS 症状を VAS で評価した．結果，鼻症状が改善した 9 例でも鼻症状が改善しなかった 6 例でも，リンゴ PFAS 症状への自覚的効果はみられなかった．

この報告では，前述の Hansen ら[10]の報告と異なり，対象は PFAS 症例としている．また，SLIT が花粉症に有効であった症例と無効であった症例を分けている点に特徴がある．結果，SLIT によって鼻症状が改善した症例でも PFAS 症状は改善しないことが明らかになり，SLIT の有効性は鼻症状と PFAS 症状で異なることが示唆された．ただ，リンゴの摂取量は最大でも 30 g（リンゴ 1/4 個）と少なく，そのために自覚的な VAS スコアでは差が明らかにならなかった可能性がある．実際 VAS スコアの平均値は SLIT 前で 2.20±2.17，SLIT 後で 3.23±3.31 であり，症状は比較的軽度であったと推測される．摂取量を増やすと自覚症状に違いが出ていた可能性は否定できない．

3．リンゴ由来のタンパク質をターゲットとした免疫療法

このように，カバノキに対する免疫療法の PFAS 症状への有効性は議論が分かれており，効果がないとする報告もある．一方で，カバノキ花粉症に対しては有効性が確立されている．カバノキ花粉症に対するカバノキ免疫療法は，原因抗原そのものを用いた免疫療法と言える．では，リンゴ PFAS にもリンゴの原因抗原を用いたほうがよいのではないか，という発想のもとに行われた研究を紹介する．

Kopac ら[13]は，リンゴそのものを摂取する oral tolerance induction（OTI）の有効性を報告している．この検討では，40 例のリンゴ PFAS 症例

を，リンゴ摂取群（27例），コントロール群（13例）に分け，介入前後に経口負荷試験を行った．経口負荷試験ではリンゴ1gから摂取していき，5分ごとに2倍量に増量していった．最大摂取量である128gに到達するか，自覚症状か客観的所見が確認された時点で終了した．

OTIは経口負荷試験での最大摂取可能量から開始し，症状が出なければ2〜3週間ごとに2倍量に増量した．リンゴ丸ごと1つを摂取できるよう（150〜200g）になったら，維持期として週に3個以上のリンゴを食べるように指導した．なお，Mal d 1の変性を防ぐため，リンゴは冷蔵庫で保管し，同じリンゴを2日以上使用しないようにした．

結果，免疫療法群27例の5例が脱落したが，17例（77.3％）が8ヶ月以内に128gのリンゴを丸ごと1つ食べられるようになった．この17例では，平均20週（7〜30週）でリンゴを完食できるようになり，維持期では週あたり平均4〜7個のリンゴを摂取していた．一方，5例では完食に至らなかった．また，コントロール群13例のうちリンゴを完食できるようになった症例はいなかった．リンゴの他にも摂取時のPFAS症状が自覚的に改善した食物として，梨（4例），サクランボ（4例），ニンジン（2例），ヘーゼルナッツ（5例），クルミ（2例），桃（2例）が挙げられた．

副作用は免疫療法群のうち2例に生じた．1人は花粉シーズンにPFAS症状が増悪し自己中断した．もう1人は免疫療法開始3週間後に下痢をして中断した．他に重篤な合併症は生じなかった．

また，休暇シーズンの1ヶ月リンゴを食べるのを忘れてしまった症例が1例存在した．この症例では休暇シーズン前までに症状なくリンゴ1個を完食できるようになっていたが，1ヶ月リンゴを食べなかったことで，経口負荷試験ではわずか4gで症状が再燃してしまっていた．このことからはこの免疫療法の効果は一過性に過ぎない可能性が示唆される．

本検討はリンゴそのものを摂取することでPFASが改善した点で有意義であり，有効性，安全性ともに高い．ただ，長期予後が示されておらず，効果が一過性に過ぎない可能性がある．また，維持期では週に4〜7個のリンゴを摂取している．これは通常の1日あたりの摂取量よりも多く，患者の食習慣に及ぼす負担も大きい．現段階では万人に適応できる治療法とはいいがたいであろう．

一方，近年の遺伝子工学の進歩により，高品位のリコンビナントタンパク質が低コストで合成できるようになった．リコンビナントタンパク質であれば，理論上リンゴに含まれる原因抗原のみを摂取することができ，患者の食習慣に及ぼす負担も少ない．これまでに，Bet v 1やMal d 1のリコンビナントタンパク質を用いた免疫療法が検討されている．

Kinaciyanら[14]は，SLITの効果はMal d 1を用いたほうがBet v 1よりも高いことを，リコンビナントタンパク質を用いて明らかにした． この検討では，カバノキ花粉症を合併したPFAS症例を3群に分け，それぞれリコンビナントMal d 1，Bet v 1，プラセボ薬で16週間SLITを行った．SLITの前後で，経口負荷試験としてリコンビナントMal d 1を摂取していき，PFAS症状がでた量を記録した．

結果，Mal d 1のSLITを行った症例（20例）では，SLIT前後で摂取可能量が有意に増加した．14例（70％）で摂取閾値が上昇し，特に5例（25％）では最高量（50 μg）のMal d 1を摂取したうえで，20gのリンゴを摂取しても症状は出現しなかった．2例（10％）では逆に閾値が低下し，4例（20％）では閾値に変化はなかった．

一方，Bet v 1を摂取した群（16例）やプラセボ群（19例）では有意な変化はみられなかった．Bet v 1摂取群（16例）では，7例（44％）が改善．1例（6％）では，最高量（50 μg）のMal d 1を摂取したうえで，20gのリンゴを摂取しても症状は全く出なかった．6例では症状が悪化し，3例では変化はみられなかった．PFAS症状以外に重篤な副作用は出現しなかった．

本検討では，Mal d 1によるSLITの優位性が示

されたとともに，リコンビナントタンパク質による免疫療法の安全性も確認された．方法論としては，リコンビナントタンパク質を用いることでBet v 1とMal d 1の摂取量を同量に設定でき，摂取抗原間の比較が可能となった．一方で，リミテーションとして，経口負荷試験もリコンビナントタンパク質を用いて行っているため，摂取可能となったリンゴの最大量が不明であることが挙げられる．また，Mal d 1摂取群の2例が2年後もリンゴを食べられていると data not shown として書かれてはいるものの，全体の長期予後は不明である．

このように，リコンビナントタンパク質の導入によって臨床試験における抗原摂取条件を均一化できる他，免疫療法の分子生物学的検討も可能となった．免疫療法で想定されている機序の1つに，少量の抗原持続投与によってアレルゲン特異的IgGが産生され，この抗体がブロッキング抗体として，IgEと抗原の結合を競合的に阻害することが考えられている[15)16)]．Kinaciyan らのグループ[17)]は，SLIT で産生されるブロッキング抗体をリコンビナントタンパク質で量的・質的に検討し，Mal d 1を用いた SLIT の臨床的優位性を分子生物学的に検討した．

まず，Mal d 1もしくはBet v 1のリコンビナントタンパク質を用いて16週間SLITを行った（Mal d 1摂取群18例，Bet v 1摂取群15例）．血清を回収し，IgE blocking activity を好塩基球活性化試験で評価した．Mal d 1摂取群の血清は，Bet v 1摂取群よりも Mal d 1特異的IgE と Mal d 1の結合を阻害する能力が高かった．逆に，Bet v 1摂取群の血清は，Mal d 1摂取群の血清よりも，Bet v 1特異的IgE と Bet v 1の結合を阻害する能力が高かった．つまり，原因タンパク質を摂取したほうが，血清の競合的阻害能が高いことが示唆された．

次に，Mal d 1または Bet v 1のリコンビナントタンパク質による SLIT によって産生される IgG クラスを検討した．Mal d 1摂取群と Bet v 1摂取群のいずれも，Mal d 1特異的IgG1，IgG2，IgG4は有意に上昇し，両群の各IgGに産生量の違いはなかった．すなわち，上記の競合的阻害能の違いは，IgGの産生量の違いでは説明がつかないこととなる．

また，IgGの各クラスのうち，どれが抗原と抗原特異的IgEの結合を阻害するのに重要かを検討した．IgG4を除去しても好塩基球の活性化（CD63）抑制能には変化がなかったが，IgG1を除去すると抑制能が減少した．この結果からは（少なくともSLIT開始16週の段階では）IgG1が競合的阻害に重要と考えられた．

最後に，競合的ELISAを用いて，SLITによって産生されるブロッキングIgG1抗体とMal d 1，Bet v 1との結合能を評価した．Mal d 1摂取群のIgG1では，投与するMal d 1を増やしていくとほぼ100％が結合した．一方，Bet d 1摂取群のIgG1では，投与するMal d 1を増やしていっても60％程度でプラトーとなりそれ以上結合は増加しなかった．このことから，Mal d 1摂取群のIgG1のほうが，Mal d 1とIgEとの結合を競合的に阻害しやすいと考えられた（図2）．

この結果は，花粉に対するSLITがPFASへの効果が弱いことを説明する分子生物学的な裏付けとなった．花粉症の免疫療法においては，産生される特異的IgGの量より結合能が重要であることが知られていた[18)]が，本検討でPFAS症状に対する効果もIgGの量だけではなく質にも依存することが示された．

一方で，Bet v 1摂取群のIgG1は，確かにMal d 1ほどの競合的阻害能は確認できなかったが，それでも競合的ELISAでは投与量を増やすことで60％を超える阻害率が示された．それゆえ，Bet v 1でも摂取量を増やすなどによって，PFAS症状を改善できる可能性はある．実際に，先行研究では，PFASには花粉症より多くのカバノキ抗原摂取が必要と報告されている[12)]．上述のTillら[2)]の報告ではカバノキ花粉に対するSLITで75％の症例が約リンゴ1個を食べられるようになったが，この試験で使われた SQ tree SLIT-tablet は

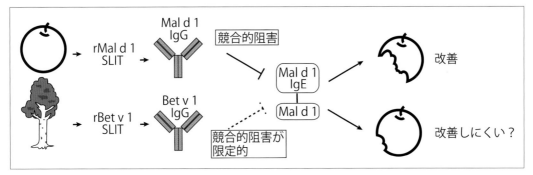

図 2. 摂取抗原による免疫療法の効果の違い
Mal d 1 を用いた免疫療法で産生される IgG1 は，効率的に Mal d 1 と IgE の結合を阻害する．
一方，Bet v 1 を用いた免疫療法で産生される IgG1 では競合的阻害が限定的であった

PFAS 症状を改善させるために十分な抗原量を投与できていると推測されている[2]．ただ，ブロッキング IgG 産生量が摂取する抗原量に依存するかは不明であり，今後の検討が待たれる．

4．スギ花粉に伴う PFAS

このようにカバノキ花粉症に伴うリンゴ PFAS への免疫療法に関しては，欧州を中心に多くの報告がある．一方，本邦における代表的な花粉症であるスギ花粉とそれに伴うトマト PFAS への免疫療法に関してはほとんど報告がない．唯一の報告が Inuo ら[19]の，スギ SCIT が及ぼす免疫学的変化をトマト PFAS の観点から検討したものである．この検討では，トマト特異的 IgE 陽性のスギ花粉症の小児 23 例を対象にスギ SCIT を 4〜5 ヶ月行い，SCIT 前後の好塩基球活性化試験，特異的 IgE と IgG4 を比較した．結果，スギ花粉とトマト抽出液による好塩基球活性化は SCIT 後に有意に低下した．血清ではスギ特異的 IgG4 は上昇したが，トマト特異的 IgG4 は上昇しなかった．また，スギ特異的 IgE やトマト特異的 IgE にも有意な変化はみられなかった．この検討では 5 例に PFAS 症状があり，そのうち 1 人が SLIT 後トマト摂取可能になったが，残る 4 人は摂取を拒否し評価できなかった．

本検討では臨床的寛解は 1 例しか確認できなかったが，免疫学的には変化が認められたことから，スギ花粉抗原による SCIT がトマト PFAS に有効である可能性が示唆された．近年スギ SLIT が保険適用になったことを踏まえると，今後，SLIT 群を対照群と比較した経口負荷試験が報告されることを期待したい．

終わりに

欧州には「毎日のリンゴ 1 個で医者いらず（An apple a day keeps the doctor away）」ということわざがあるが，PFAS への免疫療法の有効性は確立されておらず，"医者いらず" とまで言い切ることはできない．欧州アレルギー学会の Position paper でも「PFAS の改善を主目的として免疫療法を行うことはできない[20]」とされており，現段階ではカバノキ花粉症やスギ花粉症の改善を主目的として免疫療法を行い，そのうえでリンゴやトマト PFAS の改善も期待するのが現実的な対応とされる．一方，本邦ではカバノキの免疫療法を行う製剤が市販されておらず，カバノキ花粉症に対する免疫療法を行うことは困難である．その点で，今回紹介した SQ tree SLIT やリコンビナントタンパク質による免疫療法には大きな期待がかかる．これらの免疫療法の臨床上の有効性と安全性が確立し，いち早く本邦へ導入されることを期待したい．

引用文献

1) 足立厚子，堀川達弥：花粉症に伴う口腔アレルギー症候群の地域差について　兵庫県南部における阪神間と東播磨との比較．アレルギー，**55**（7）：811-819, 2006.

2) Till SJ, Stage BS, Skypala I, et al：Potential treatment effect of the SQ tree SLIT-tablet on pollen food syndrome caused by apple. Allergy. 2020.
　Summary　欧州で開発中のカバノキ SLIT 製剤（SQ tree SLIT-tablet）がリンゴ PFAS に有効であったと報告した．

3) Asero R : Effects of birch pollen-specific immunotherapy on apple allergy in birch pollen-hypersensitive patients. Clin Exp Allergy, **28**(11) : 1368-1373, 1998.
Summary カバノキ PFAS に対する免疫療法を経口負荷試験で検討した初めての報告.

4) Bucher X, Pichler WJ, Dahinden CA, et al : Effect of tree pollen specific, subcutaneous immunotherapy on the oral allergy syndrome to apple and hazelnut. Allergy, **59**(12) : 1272-1276, 2004.

5) Bolhaar ST, Tiemessen MM, Zuidmeer L, et al : Efficacy of birch-pollen immunotherapy on cross-reactive food allergy confirmed by skin tests and double-blind food challenges. Clin Exp Allergy, **34**(5) : 761-769, 2004.

6) 津曲俊太郎, 森 里美, 石津博子ほか : 花粉-食物アレルギー症候群に対するシラカバ花粉エキス皮下免疫療法の有効性の検討. アレルギー, **67**(3) : 211-218, 2018.

7) Bergmann KC, Wolf H, Schnitker J : Effect of pollen-specific sublingual immunotherapy on oral allergy syndrome : an observational study. World Allergy Organ, **1**(5) : 79-84, 2008.

8) Biedermann T, Kuna P, Panzner P, et al : The SQ tree SLIT-tablet is highly effective and well tolerated : Results from a randomized, double-blind, placebo-controlled phase III trial. J Allergy Clin Immunol, **143**(3) : 1058-1066.e6, 2019.

9) Mauro M, Russello M, Incorvaia C, et al : Birch-apple syndrome treated with birch pollen immunotherapy. Int Arch Allergy Immunol, **156**(4) : 416-422, 2011.

10) Hansen KS, Khinchi MS, Skov PS, et al : Food allergy to apple and specific immunotherapy with birch pollen. Mol Nutr Food Res, **48**(6) : 441-448, 2004.

11) Khinchi MS, Poulsen LK, Carat F, et al : Clinical efficacy of sublingual and subcutaneous birch pollen allergen-specific immunotherapy : a randomized, placebo-controlled, double-blind, double-dummy study. Allergy, **59**(1) : 45-53, 2004.

12) Kinaciyan T, Jahn-Schmid B, Radakovics A, et al : Successful sublingual immunotherapy with birch pollen has limited effects on concomitant food allergy to apple and the immune response to the Bet v 1 homolog Mal d 1. J Allergy Clin Immunol, **119**(4) : 937-943, 2007.

13) Kopac P, Rudin M, Gentinetta T, et al : Continuous apple consumption induces oral tolerance in birch-pollen-associated apple allergy. Allergy, **67**(2) : 280-285, 2012.
Summary リンゴそのものを摂取する oral tolerance induction(OTI)の有効性を報告した.

14) Kinaciyan T, Nagl B, Faustmann S, et al : Efficacy and safety of 4 months of sublingual immunotherapy with recombinant Mal d 1 and Bet v 1 in patients with birch pollen-related apple allergy. J Allergy Clin Immunol, **141**(3) : 1002-1008, 2018.

15) Wachholz PA, Soni NK, Till SJ, et al : Inhibition of allergen-IgE binding to B cells by IgG antibodies after grass pollen immunotherapy. J Allergy Clin Immunol, **112**(5) : 915-922, 2003.

16) Nouri-Aria KT, Wachholz PA, Francis JN, et al : Grass pollen immunotherapy induces mucosal and peripheral IL-10 responses and blocking IgG activity. J Immunol, **172**(5) : 3252-3259, 2004.

17) Sanchez Acosta G, Kinaciyan T, Kitzmuller C, et al : IgE-blocking antibodies following SLIT with recombinant Mal d 1 accord with improved apple allergy. J Allergy Clin Immunol, 2020.
Summary SLIT で産生される抗体を量・質的に検討し, Mal d 1 を用いた SLIT の臨床的優位性を分子生物学的に検討した.

18) Shamji MH, Ljorring C, Francis JN, et al : Functional rather than immunoreactive levels of IgG4 correlate closely with clinical response to grass pollen immunotherapy. Allergy, **67**(2) : 217-226, 2012.

19) Inuo C, Kondo Y, Tanaka K, et al : Japanese cedar pollen-based subcutaneous immunotherapy decreases tomato fruit-specific basophil activation. Int Arch Allergy Immunol, **167**(2) : 137-145, 2015.

20) Werfel T, Asero R, Ballmer-Weber BK, et al : Position paper of the EAACI : food allergy due to immunological cross-reactions with common inhalant allergens. Allergy, **70**(9) : 1079-1090, 2015.

MB ENT, 254 : 71-77, 2021

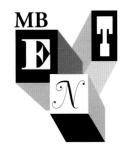

◆特集・口腔アレルギー症候群─診断と治療─

口腔アレルギー症候群に対する薬物療法

杉浦至郎[*1]　伊藤浩明[*2]

Abstract　口腔アレルギー症候群(oral allergy syndrome；OAS)の患者に認められる果物など摂取後の口腔症状に対する薬物療法の必要性は低いが，全身症状に対しては適切な薬物療法が必要である．抗アレルギー薬(抗ヒスタミン薬および抗ロイコトリエン薬)にはOASに伴う口腔症状および全身症状の出現を抑制する効果も期待できる．また，OASの原因となっている花粉症に対して免疫療法を行う際も抗アレルギー薬併用のメリットが報告されている．果物抗原を用いた舌下免疫療法は花粉抗原を用いた舌下免疫療法よりも効果が高いとする報告から，口腔症状を感じる果物などの摂取継続によりOAS改善の効果が期待できる可能性があり，摂取を推奨する際の口腔症状対策として抗アレルギー薬は有効かもしれない．最近季節性アレルギー性鼻炎(スギ花粉症)に保険適用となったオマリズマブ投与により，OAS患者の口腔症状や全身症状の出現を抑制する効果が報告されている．

Key words　口腔アレルギー症候群(oral allergy syndrome；OAS)，花粉-食物関連アレルギー(pollen-food allergy syndrome；PFAS)，アナフィラキシー(anaphylaxis)，薬物療法(drug therapy)，免疫療法(immunotherapy)，オマリズマブ(omalizumab)

口腔アレルギー症候群に対する薬物治療

口腔アレルギー症候群(oral allergy syndrome；OAS)の定義には多くの病態を含む場合があるが，本稿では花粉感作により発症し，多くは口腔粘膜に限定される症状が誘発され，稀にアナフィラキシーが誘発される花粉-食物関連アレルギー(pollen-food allergy syndrome；PFAS)[1]を指すものと定義し，PFASに対する薬物療法に関して述べる．

PFASは免疫療法以外に根本的な改善が期待できる治療法はない．そのため，PFASに対する薬物の使用は以下の5つに分類されると考えられる．①PFASによる口腔症状出現時の対症療法としての薬物使用，②PFASによる口腔症状出現予防のための薬物使用，③PFASによる全身症状治療のための薬物使用，④PFASによる全身症状予防のための薬物使用，⑤PFASの原因となっている花粉に対する免疫療法に併用する薬物使用である．本稿では上記5つの状況下における薬物療法に関して順に述べ，また最後に重症の季節性アレルギー性鼻炎(スギ花粉症)に対して最近適用が拡大されたオマリズマブとPFASとの関係について述べる．

PFASによる口腔症状出現時の対症療法としての薬物使用

PFASの症状として口腔症状が出現した場合の対症療法として薬物治療は考慮されうる．しかし，ほとんどの口腔症状は長く持続することなく自然に消失するため，薬物治療の必要性は低いこ

*1　Sugiura Shiro，〒 478-8710　愛知県大府市森岡町7-426　あいち小児保健医療総合センター保健室長／アレルギー科医長
*2　Ito Komei，同センター，センター長

とがほとんどである．症状は抗原が接触した粘膜面で生じるため，薬物の内服より，飲料の摂取や口をすすぐなどの方法で可及的速やかに粘膜表面から抗原を除去するほうが即効性を期待できると考えられ，臨床的な経験もそれに矛盾しない．

しかし，口腔症状も通常の即時型反応と同様に，マスト細胞から放出されるヒスタミンなどのケミカルメディエーターが原因となっていると考えられるため，症状が抗原摂取から一定時間経過後に出現する場合や長時間持続する場合は，抗ヒスタミン薬などの使用が効果的である可能性がある[2]．しかし，このような遅発もしくは遷延する口腔症状に対する抗ヒスタミン薬などの有用性に関して質の高い研究は行われていない．実際の対応としては，上述のように可及的速やかに粘膜面からの抗原除去を行い，それでも症状が持続する場合などは抗ヒスタミン薬などの内服を考慮するのが現実的と考えられる．

PFAS による口腔症状出現予防のための薬物使用

PFAS による口腔症状の出現を予防するための定期的な抗ヒスタミン薬などの使用も考慮されうる方法である．アレルギー性鼻炎などに対する対症療法のため，抗ヒスタミン薬などの定期内服を開始したところ口腔症状が消失，もしくは改善したケースを経験することがある．個人的な経験ではあるが抗ヒスタミン薬も抗ロイコトリエン薬もともに有効である印象がある．前述の病態生理からも抗ヒスタミン薬や抗ロイコトリエン薬が口腔症状の出現を抑制する可能性はあると考えられるため，PFAS による口腔症状の存在はアレルギー性鼻炎などに対して抗ヒスタミン薬などの投与を考慮する際の参考になりうると考えられる．

PFAS による全身症状の出現頻度に季節性があることが報告[3]されている一方で口腔症状の季節性に関して報告はないが，臨床経験では花粉症状出現時期に少し後から口腔症状が目立つといった，同様の季節性を感じることがある．このような傾向が明らかである場合は，花粉症に対する抗ヒスタミン薬などの投与終了時期を延長することも選択肢となるかもしれない．しかし，このような抗ヒスタミン薬などの効果に関しても質の高い研究は行われていない．

PFAS による全身症状治療のための薬物使用

稀ではあるが PFAS によりアナフィラキシーなどの全身症状が誘発される場合がある．通常，口腔症状のみを引き起こす PR-10 に対する感作でも豆乳の大量摂取などの特殊な状況下では全身症状を引き起こすことがあり，最近ヒノキ花粉との関係性が報告[4]されている gibberellin-related protein（GRP）感作による症状は加熱された状態であっても症状誘発のリスクがある[5]．全身症状が誘発された場合は通常の全身症状と同様の薬物治療が推奨される．食物アレルギー診療ガイドライン 2016[6]では食物アレルギーの重症度を 3 つの grade に分類し（表 1），それぞれの状況に対して薬物などを用いた治療を推奨している（図 1）．食物アレルギーの全身症状は進行が急速である場合もあり，アレルギー症状が悪化傾向にある場合は短い（5～10 分）間隔での再評価と症状に応じた治療が必要である．

PFAS の患者にエピペン®を処方すべきかどうかに関しては議論があるが[7]，通常の食物アレルギーと同様，重症症状誘発の既往があるなどといったリスクの高い患者にはエピペン®処方が考慮される．重症症状の誘発リスクを考える時，加熱した果物にも反応を示す症例は，lipid transfer protein（これは経腸管感作が想定されており，PFAS とは考えられていない）や GRP など重症全身症状を引き起こすコンポーネントにも感作を有する可能性があり，アナフィラキシーを発症するリスクが高いと考えられる．

エピペン®を所持していても，それを適切に使用できなければ意義が少ない．特に，保護者による接種が一般的である小学生以下の児に対して処方を行う場合は，保護者に対し十分情報提供を

表 1. 臨床所見による重症度分類

		グレード1（軽症）	グレード2（中等症）	グレード3（重症）
皮膚・粘膜症状	紅斑・蕁麻疹・膨疹	部分的	全身性	←
	瘙痒	軽い瘙痒（自制内）	強い瘙痒（自制外）	←
	口唇，眼瞼腫脹	部分的	顔全体の腫れ	←
消化器症状	口腔内，咽頭違和感	口，のどの痒み，違和感	咽頭痛	←
	腹痛	弱い腹痛	強い腹痛（自制内）	持続する強い腹痛（自制外）
	嘔吐・下痢	嘔気，単回の嘔吐・下痢	複数回の嘔吐・下痢	繰り返す嘔吐・便失禁
呼吸器症状	咳嗽，鼻汁，鼻閉，くしゃみ	間欠的な咳嗽，鼻汁，鼻閉，くしゃみ	断続的な咳嗽	持続する強い咳き込み，犬吠様咳嗽
	喘鳴，呼吸困難	―	聴診上の喘鳴，軽い息苦しさ	明らかな喘鳴，呼吸困難，チアノーゼ，呼吸停止，$SpO_2 \leqq 92\%$，締めつけられる感覚，嗄声，嚥下困難
循環器症状	脈拍，血圧	―	頻脈（+15 回/分），血圧軽度低下[*1]，蒼白	不整脈，血圧低下[*2]，重度徐脈，心停止
神経症状	意識状態	元気がない	眠気，軽度頭痛，恐怖感	ぐったり，不穏，失禁，意識消失

*1：血圧軽度低下：1 歳未満＜80 mmHg，1〜10 歳＜[80＋(2×年齢)mmHg]，11 歳〜成人＜100 mmHg
*2：血圧低下　　：1 歳未満＜70 mmHg，1〜10 歳＜[70＋(2×年齢)mmHg]，11 歳〜成人＜90 mmHg

（柳田紀之ほか：日小ア誌，28：201-210，2014．より改変）

行う必要がある．保管方法や使用方法に関する理解はもちろんであるが，多くの場合，使用タイミングの理解がもっとも重要な点である．使用のタイミングに関しては製造元から提供されるパンフレットやDVDには情報が乏しく，医療者からの十分な説明が必須である．我々の施設ではエピペン®の再処方の度に適切な使用のタイミングに関する情報提供を繰り返しているが，それでも適切なタイミングを逸してしまう保護者が多いことを実感している．一般向けエピペン®使用のタイミング（図2）に記載されているような症状を認めた場合は救急車の到着を待たずエピペン®を使用することが望まれている．

また，高学年の学童以降は自身でエピペン®を使用することも多いと考えられるが，エピペン®の使用で症状が改善した場合もその効果は20分程度で消失するため，追加治療を受ける状況の確保のため速やかに医療機関を受診することが必要である．この場合，十分な人的余裕がある時を除いて自家用車を使用せず救急車を使用するように伝えることも重要である．

PFAS による全身症状予防のための薬物使用

PFAS の症状として誘発され得る全身症状の出現予防にも抗ヒスタミン薬などが有用である可能性がある．PFAS が対象ではないが，我々は鶏卵・牛乳・小麦アレルギーに対する急速経口免疫療法施行時の抗ロイコトリエン薬の全身症状抑制効果に関して検討を行ったことがある[8]．合計26人（抗ロイコトリエン薬内服19人：内服継続9人，ランダム割付10人，抗ロイコトリエン薬非内服7人：割付）の検討を行い，抗ロイコトリエン薬を内服していた群では呼吸器症状，腹部症状，神経症状の症状誘発割合が低く，他の報告[9]と同様の結果であった．また，抗ヒスタミン薬では，ケトチフェンの定期内服がピーナッツ経口免疫療法施行時の誘発症状を抑制する可能性が少人数に対するランダム化比較試験により示唆されている[10]．また，IgE 依存性であると考えられているカルボプラチン（抗癌剤）による過敏性反応の予防に対しても，抗ヒスタミン薬使用が有用である可能性が複数の後方視的研究により報告されている[11][12]．これらの報告から考えると抗ロイコトリエン薬およ

【重症度分類に基づくアドレナリン筋肉注射の適用】

▶グレード3

▶グレード2でも下記の場合は投与を考慮
・過去の重篤なアナフィラキシーの既往がある場合
・症状の進行が激烈な場合
・循環器症状を認める場合
・呼吸器症状で気管支拡張薬の吸入でも効果がない場合

適用なし　　　　　　　　　　　　　　適用あり

▶各臓器の治療を行う
▶症状の増悪がみられる場合や，改善がみられない場合にはアドレナリンの投与を考慮する

各臓器の治療

【皮膚症状】
・ヒスタミンH_1受容体拮抗薬の内服

【呼吸器症状】
・β_2刺激薬の吸入
・必要により酸素投与
・効果が不十分であればβ_2刺激薬の反復吸入

【消化器症状】
・経口摂取が困難な場合は補液

アドレナリン筋肉注射

注射部位：大腿部中央の前外側部

アドレナリン規格：1mg/mL
投与量：0.01mL/kg(0.01mg/kg)
1回最大量：12歳以上0.5mL(0.5mg)
　　　　　　12歳未満0.3mL(0.3mg)

・高濃度酸素投与(リザーバー付マスクで10L/分)
・臥位，両下肢を30cm程度挙上させる
・急速補液(生食もしくはリンゲル液などの等張液)
　10mL/kgを5～10分の間に投与

追加治療として，副腎皮質ステロイド(ステロイド薬)の内服・静脈注射を考慮する

(内服)
　プレドニゾロン*　　　　　　　　　　1mg/kg
　デキサメタゾンエリキシル
　　　　　　　　　　　　0.1mg/kg(1mL/kg)
(静脈注射)
　ハイドロコルチゾン　　　　　　5～10mg/kg
　プレドニゾロン*,
　メチルプレドニゾロン　　　　　　　1mg/kg

＊：プレドニゾロンは最大量60mg/日を超えない

再評価5～15分

・安定していれば各臓器の治療を行う

・症状が改善しない場合
　アドレナリン筋肉注射
　急速補液　　　　　　同量を再投与

治療に反応せず，血圧上昇が得られない場合

・アドレナリン持続静注　0.1～1μg/kg/分
　(0.1μg/kg/分より開始し，反応を見ながら増量)

・呼吸状態が不安定な場合は気管内挿管を考慮

〈アドレナリン持続静注薬の調整方法〉
体重(kg)×0.06mLを生理食塩水で計20mLとすると2mL/時で0.1μg/kg/分となる

図 1. 重症度に基づいた症状に対する治療

び抗ヒスタミン薬はPFAS患者の全身症状出現抑制にも一定の効果が期待できると考えられる．

　PFASによる全身症状の誘発は花粉症シーズン終了後に多いことが報告されており[3]，全身症状を誘発した既往のあるPFASの患者には花粉症の対症療法としての抗ヒスタミン薬などの投与期間を少し延長することも有用かもしれない．そうしない場合でもリスクの高い季節が存在するという

情報提供を行い，そのような時期には特に摂取内容に関して注意を払うよう指示することはメリットが大きいと考えられる．

PFAS治療のための免疫療法に併用する薬物使用

　食物に対する効果も期待して，感作元である花粉に対して免疫療法が選択される場合がある[13]．皮下免疫療法において，抗原注射前に抗ヒスタミ

エピペン®が処方されている患者でアナフィラキシーショックを疑う場合、
下記の症状が一つでもあれば使用すべきである。

消化器の症状	・繰り返し吐き続ける	・持続する強い（がまんできない）おなかの痛み	
呼吸器の症状	・のどや胸が締め付けられる	・声がかすれる	・犬が吠えるような咳
	・持続する強い咳込み	・ゼーゼーする呼吸	・息がしにくい
全身の症状	・唇や爪が青白い	・脈を触れにくい・不規則	
	・意識がもうろうとしている	・ぐったりしている	・尿や便を漏らす

当学会としてエピペン®の適応の患者さん・保護者の方への説明、今後作成される保育所（園）・幼稚園・学校などのアレルギー・アナフィラキシー対応のガイドライン、マニュアルはすべてこれに準拠することを基本とします。

図 2. 一般向けエピペン® の適応
（日本小児アレルギー学会）

ン薬の内服を行うことで，重篤な副反応の危険性が軽減できるとする報告があり[14)15)]，ヨーロッパアレルギー学会の免疫療法ガイドラインでも皮下免疫療法を行う際には抗ヒスタミン薬の併用が推奨されている[16)]．

PFAS の治療として舌下免疫療法も試みられている．Kinaciyan らは Bet v 1 が感作元と想定されているリンゴで口腔症状を感じる患者に対してリコンビナント Bet v 1 を用いた舌下免疫療法（sublingual immunotherapy；SLIT）とリコンビナント Mal d 1 を用いた SLIT の効果をランダム化比較試験で比較し Mal d 1 の SLIT のほうが有効性が高いことを報告した[17)]．また続報では，このような効果の差の原因として IgG4 の affinity の違いを指摘している[18)]．この結果はリコンビナント Bet v 1 を用いた結果であり，粗抗原（例えばシラカバエキス）を用いた場合は異なる結果となる可能性があると考えられるが，感作元ではないコンポーネントを用いた免疫療法が有用であるという点は重要である．このことから口腔症状を感じるフルーツの摂取を継続することで，口腔症状の改善が期待できる可能性があると考えられる．卵，牛乳，小麦などの一般的な小児の食物アレルギー治療としての食事指導や経口免疫療法では，口腔症状を感じながら抗原摂取を継続することで全身症状を誘発しない摂取可能量が増え，個人差はあるが，口腔症状も徐々に改善していくことを経験する．口腔アレルギー症候群でも同様に継続的な

抗原摂取により口腔症状の改善が期待できるかもしれない．現在の PFAS の管理の基本は原因抗原の除去であるが，鶏卵・牛乳・小麦などの食物アレルギーがそうであったように，可能な範囲で抗原を摂取することが推奨されるようになる可能性はあると考えられる．

口腔症状を感じる果物などの摂取を推奨する場合，口腔症状が定期的な果物摂取の阻害原因となることが想定される．このような場合に抗ヒスタミン薬などの定期内服により口腔症状の出現を抑制可能で，摂取可能範囲や機会を広げることにつながるのであれば，今後 PFAS の患者に積極的に抗ヒスタミン薬などの定期内服を推奨するという考え方が一定の賛同を得る可能性がある．

スギ花粉症に対するオマリズマブの投与

オマリズマブは 2020 年に季節性アレルギー性鼻炎（既存治療で効果不十分な重症または最重症患者に限る）に対する薬物として承認を受けた．季節性アレルギー性鼻炎に対する適用取得は世界で本邦が初めてである．投与の適用となるのは一定の基準（表2）を満たす重症の季節性アレルギー性鼻炎（スギ花粉症）の患者のみであり適正使用のために最適使用推進ガイドラインが中央社会保険医療協議会より出されており，これに基づいた使用が必要である．

オマリズマブは全身型の IgE 依存性食物アレルギーの症状を抑制することが，特に経口免疫療法

表 2. 季節性アレルギー性鼻炎に対してオマリズマブの投与対象となる患者

【患者選択について】

投与の要否の判断にあたっては，以下に該当する患者であることを確認する．

- 鼻アレルギー診療ガイドラインを参考にスギ花粉による季節性アレルギー性鼻炎の確定診断がなされている
- 本剤初回投与前のスギ花粉抗原に対する血清特異的 IgE 抗体がクラス 3 以上（FEIA 法で 3.5 UA/mL 以上又は CLEIA 法で 13.5 ルミカウント以上）である
- 過去にスギ花粉抗原の除去と回避を行った上で，医療機関において鼻アレルギー診療ガイドラインに基づき，鼻噴霧用ステロイド薬及びケミカルメディエーター受容体拮抗薬による治療を受けたものの，コントロール不十分な鼻症状（注 1）が 1 週間以上持続したことが診療録，問診等で確認できる
- 12 歳以上で，体重及び初回投与前血清中総 IgE 濃度が投与量換算表で定義される基準を満たす
- 投与開始時点において，季節性アレルギー性鼻炎とそれ以外の疾患が鑑別され，本剤の投与が適切な季節性アレルギー性鼻炎であると診断されている

（注 1）くしゃみ，鼻汁及び鼻閉のすべての症状が発現し，かつ，そのうち 1 つ以上の症状について，鼻アレルギー診療ガイドラインに基づく程度が +++ 以上であること．

【投与期間について】

スギ花粉抗原の飛散時期（概ね 2〜5 月）を考慮して投与すること．

本剤は既に発現しているアレルギー症状を速やかに軽減する薬剤ではないことから，季節性アレルギー性鼻炎の症状発現初期に投与を開始することが望ましい．

日本人を対象とした臨床試験において，本剤の 12 週以降の使用経験は無いため，12 週以降も継続して投与する場合は，患者の状態を考慮し，その必要性を慎重に判断すること．

（最適使用推進ガイドライン．オマリズマブ（遺伝子組換え）令和元年 12 月厚生労働省）

に関連して多く報告されている[19]．また，特発性蕁麻疹のコントロールのためにオマリズマブを使用したところ，PFAS によるものと考えられる口腔症状が消失したという報告[20]や全身症状が消失した[21]という報告がある．作用機序からもオマリズマブが PFAS を含む IgE 依存性のアレルギー反応を抑制することは想定されることであり，PFAS による口腔症状や全身症状を抑制可能であると考えられる．

今後，重症のスギ花粉症にオマリズマブが使用されるようになれば，少なくとも投与中の口腔症状および全身症状は，他の花粉が原因となっている PFAS であっても抑制される可能性がある．実際に効果が期待できる患者の割合や効果があった場合の投与中止後の効果持続期間などに関しては報告がない．

終わりに

様々な状況下における口腔アレルギー症候群に対する薬物療法について述べた．現時点で口腔アレルギー症候群の患者に対して積極的に抗ヒスタミン薬などを投与することを推奨するようなデータはないが，今後の報告によりそのような推奨となる可能性はあると考えられる．

参考文献

1) 猪又直子：花粉食物関連アレルギー（pollen-food allergy syndrome，PFAS）．アレルギー，**68**：1243-1244，2019.

2) Carlson G, Coop C：Pollen food allergy syndrome（PFAS）：A review of current available literature. Ann Allergy Asthma Immunol, **123**（4）：359-365, 2019.

3) Minami T, Fukutomi Y, Saito A, et al：Frequent episodes of adult soybean allergy during and following the pollen season. J Allergy Clin Immunol Pract, **3**：441-442. e1, 2015.

4) Klingebiel C, Chantran Y, Arif-Lusson R, et al：Pru p 7 sensitization is a predominant cause of severe, cypress pollen-associated peach allergy Clin Exp Allergy, **49**（4）：526-536, 2019.

5) Mori Y, Okazaki F, Inuo C, et al：Fruits Allergy Component Study Group, Japan. Evaluation of serum IgE in peach-allergic patients with systemic reaction by using recombinant Pru p 7（gibberellin-regulated protein）. Allergol Immunopathol（Madr），**46**（5）：482-490, 2018.

6) 日本小児アレルギー学会食物アレルギー委員会：食物アレルギー診療ガイドライン 2016. 協和企画, 2016.

7) Song TT, Lieberman P：Who needs to carry an epinephrine autoinjector? Cleve Clin J Med, **86**：66-72, 2019.

8) 羽根田泰宏，日野明日香，前田　徹ほか：急速

経口免疫療法中の誘発症状に対するロイコトリエン受容体拮抗薬の有効性. 第62回日本アレルギー学会秋季学術大会, 2012.

Summary 急速経口免疫療法を施行する26人を検討, LTRA内服群(n＝19：以前から内服9人, ランダム割付10人)では非内服群(n＝7：割付)に比べ治療中誘発症状が少なかった.

9) Takahashi M, Taniuchi S, Soejima K, et al：New Efficacy of LTRAs(Montelukast Sodium)：It Possibly Prevents Food-Induced Abdominal Symptoms During Oral Immunotherapy. Allergy Asthma Clin Immunol, **10**(1)：3, 2014.

10) Nielsen L, Johnsen CR, Mosbech H, et al：Antihistamine premedication in specific cluster immunotherapy：a double-blind, placebo-controlled study. J Allergy Clin Immunol, **97**：1207-1213, 1996.

11) Jerzak KJ, Deghan Manshadi S, Ng P, et al：Prevention of carboplatin-induced hypersensitivity reactions in women with ovarian cancer. J Oncol Pharm Pract, **24**：83-90, 2018.

12) Mach CM, Lapp EA, Weddle KJ, et al：Adjunct histamine blockers as premedications to prevent carboplatin hypersensitivity reac-tions. Pharmacotherapy, **36**：482-487, 2016.

13) 津曲俊太郎, 森 里美, 石津博子ほか：花粉—食物アレルギー症候群に対するシラカバ花粉エキス皮下免疫療法の有効性の検討. アレルギー, **67**(3)：211-218, 2018.

14) Nielsen L, Johnsen CR, Mosbech H, et al：Antihistamine premedication in specific cluster immunotherapy：a double-blind, placebo-controlled study. J Allergy Clin Immunol, **97**：1207-1213, 1996.

15) Reimers A, Hari Y, Müller U：Reduction of side-effects from ultrarush immunotherapy with honeybee venom by pretreatment with fexofenadine：a double-blind, placebo- controlled trial. Allergy, **55**：484-488, 2000.

16) Roberts G, Pfaar O, Akdis CA：EAACI Guidelines on Allergen Immunotherapy：Allergic rhinoconjunctivitis. Allergy, **73**(4)：765-798, 2018.

17) Kinaciyan T, Nagl B, Faustmann S, et al：Efficacy and safety of 4 months of sublingual immunotherapy with recombinant Mal d 1 and Bet v 1 in patients with birch pollen-related apple allergy. J Allergy Clin Immunol, **141**：1002-1008, 2018.

Summary PFAS(リンゴ)患者のリンゴの口腔症状に対するMal d 1 SLITとBet v 1 SLITの効果をRCTで比較し, 結果Mal d 1 SLITのほうが有効であった.

18) Sánchez Acosta G, Kinaciyan T, Kitzmüller C, et al：IgE-blocking antibodies following SLIT with recombinant Mal d 1 accord with improved apple allergy. J Allergy Clin Immunol, **146**：894-900, 2020.

Summary 文献17の血清を解析, rBet v 1 SLITによって産生されるIgGの阻害作用は限定的であった.

19) Dantzer JA, Wood RA：The use of omalizumab in allergen immunotherapy. Clin Exp Allergy, **48**(3)：232-240, 2018.

20) Asero R：Disappearance of Severe Oral Allergy Syndrome Following Omalizumab Treatment. Eur Ann Allergy Clin Immunol, **49**(3)：143-144, 2017.

Summary 慢性蕁麻疹の治療のためにオマリズマブを使用したところフルーツ類に対する口腔症状が消失した.

21) 鈴木慎太郎, 松浦崇行, 木村輝明ほか：Omalizumabの投与により合併するモモアレルギーの改善を認めた成人喘息の1例. アレルギー, **61**：215-223, 2012.

FAX による注文・住所変更届け

改定：2015 年 1 月

毎度ご購読いただきましてありがとうございます.

読者の皆様方に小社の本をより確実にお届けさせていただくために，FAX でのご注文・住所変更届けを受けつけております. この機会に是非ご利用ください.

◇ご利用方法

FAX 専用注文書・住所変更届けは，そのまま切り離して FAX 用紙としてご利用ください. また，注文の場合手続き終了後，ご購入商品と郵便振替用紙を同封してお送りいたします. **代金が 5,000 円をこえる場合，代金引換便とさせて頂きます.** その他，申し込み・変更届けの方法は電話，郵便はがきも同様です.

◇代金引換について

本の代金が 5,000 円をこえる場合，代金引換とさせて頂きます. 配達員が商品をお届けした際に，現金またはクレジットカード・デビットカードにて代金を配達員にお支払い下さい(本の代金＋消費税＋送料). (※年間定期購読と同時に 5,000 円をこえるご注文を頂いた場合は代金引換とはなりません. 郵便振替用紙を同封して発送いたします. 代金後払いという形になります. 送料は定期購読を含むご注文の場合は頂きません)

◇年間定期購読のお申し込みについて

年間定期購読は，1 年分を前金で頂いておりますため，代金引換とはなりません. 郵便振替用紙を本と同封または別送いたします. 送料無料，また何月号からでもお申込み頂けます.

毎年末，次年度定期購読のご案内をお送りいたしますので，定期購読更新のお手間が非常に少なく済みます.

◇住所変更届けについて

年間購読をお申し込みされております方は，その期間中お届け先が変更します際，必ずご連絡下さいますようよろしくお願い致します.

◇取消，変更について

取消，変更につきましては，お早めに FAX，お電話でお知らせ下さい.

返品は，原則として受けつけておりませんが，返品の場合の郵送料はお客様負担とさせていただきます. その際は必ず小社へご連絡ください.

◇ご送本について

ご送本につきましては，ご注文がありましてから約 1 週間前後とみていただきたいと思います. お急ぎの方は，ご注文の際にその旨をご記入ください. 至急送らせていただきます. 2〜3 日でお手元に届くように手配いたします.

◇個人情報の利用目的

お客様から収集させていただいた個人情報，ご注文情報は本サービスを提供する目的(本の発送，ご注文内容の確認，問い合わせに対しての回答等)以外には利用することはございません.

その他，ご不明な点は小社までご連絡ください.

株式会社 全日本病院出版会　〒 113-0033 東京都文京区本郷 3-16-4-7 F
電話 03(5689)5989　FAX03(5689)8030　郵便振替口座 00160-9-58753

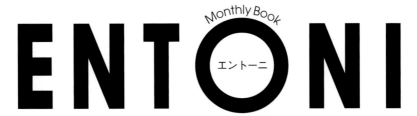

FAX 専用注文書

「Monthly Book ENTONI」誌のご注文の際は，この FAX 専用注文書もご利用頂けます．また電話でのお申し込みも受け付けております．
毎月確実に入手したい方には年間購読申し込みをお勧めいたします．また各号１冊からの注文もできますので，お気軽にお問い合わせください．

バックナンバー合計
5,000 円以上のご注文
は代金引換発送

―お問い合わせ先―
㈱全日本病院出版会　営業部
電話 03(5689)5989　　FAX 03(5689)8030

□年間定期購読申し込み　No.　　から

□バックナンバー申し込み

No.	－	冊	No.	－	冊	No.	－	冊	No.	－	冊
No.	－	冊	No.	－	冊	No.	－	冊	No.	－	冊
No.	－	冊	No.	－	冊	No.	－	冊	No.	－	冊
No.	－	冊	No.	－	冊	No.	－	冊	No.	－	冊

□他誌ご注文

	冊		冊

お名前	フリガナ ㊞	診療科

ご送付先

〒　　－

□自宅　　□お勤め先

電話番号	□自宅 □お勤め先

年　　月　　日

住 所 変 更 届 け

お 名 前	フリガナ	
お客様番号		毎回お送りしています封筒のお名前の右上に印字されております8ケタの番号をご記入下さい。
新お届け先	〒　　　　都 道 　　　　　府 県	
新電話番号	（　　　　　　　）	
変更日付	年　　月　　日より	月号より
旧お届け先	〒	

※ 年間購読を注文されております雑誌・書籍名に✓を付けて下さい。

☐ Monthly Book Orthopaedics （月刊誌）

☐ Monthly Book Derma. （月刊誌）

☐ 整形外科最小侵襲手術ジャーナル （季刊誌）

☐ Monthly Book Medical Rehabilitation （月刊誌）

☐ Monthly Book ENTONI （月刊誌）

☐ PEPARS （月刊誌）

☐ Monthly Book OCULISTA （月刊誌）

No.192　編集企画／髙橋晴雄
耳鼻咽喉科診療スキルアップ 32─私のポイント─
増刊号　5,400 円＋税

No.196　編集企画／久 育男
知っておきたい！高齢者の摂食嚥下障害
　　─基本・管理・診療─　増大号　4,800 円＋税

No.205　編集企画／氷見徹夫
診断に苦慮した耳鼻咽喉科疾患
　　─私が経験した症例を中心に─　増刊号　5,400 円＋税

No.208　編集企画／欠畑誠治
中耳・内耳疾患を見逃さない！

No.209　編集企画／竹内裕美
好酸球性副鼻腔炎の効果的な治療法─私の治療戦略─

No.210　編集企画／黒野祐一
もう迷わない耳鼻咽喉科疾患に対する向精神薬の使い方
増大号　4,800 円＋税

No.211　編集企画／佐藤宏昭
老人性難聴への効果的アプローチ

No.212　編集企画／小島博己
かぜ症状の診療戦略

No.213　編集企画／小川 郁
心因性疾患診療の最新スキル

No.214　編集企画／堀井 新
"めまい"診断の落とし穴─落ちないための心得─

No.215　編集企画／太田伸男
口腔・舌病変をみる─初期病変も見逃さないポイント─

No.216　編集企画／鴻 信義
実践！内視鏡下鼻内副鼻腔手術─コツと注意点─

No.217　編集企画／吉田尚弘
わかりやすい ANCA 関連血管炎性中耳炎（OMAAV）
　　─早期診断と治療─

No.218　編集企画／守本倫子
耳鼻咽喉科における新生児・乳幼児・小児への投薬
　　─update─　増刊号　5,400 円＋税

No.219　編集企画／松根彰志
ネブライザー療法─治療効果を高めるコツ─

No.220　編集企画／川内秀之
あなどれない扁桃・扁桃周囲病変の診断と治療

No.221　編集企画／曾根三千彦
ここが知りたい耳鼻咽喉科に必要な他科の知識

No.222　編集企画／西野 宏
子どもから大人までの唾液腺疾患─鑑別の要点─

No.223　編集企画／坂田俊文
みみ・はな・のど診断 これだけは行ってほしい
　　決め手の検査　増大号　4,800 円＋税

No.224　編集企画／保富宗城
子どもの中耳炎 Q & A

No.225　編集企画／喜多村 健
高齢者のみみ・はな・のど診療マニュアル

No.226　編集企画／大森孝一
災害時における耳鼻咽喉科の対応

No.227　編集企画／林 達哉
小児の反復性症例にどう対応するか

No.228　編集企画／鈴木元彦
鼻出血の対応

No.229　編集企画／齋藤 晶
耳鼻咽喉科と漢方薬─最新の知見─

No.230　編集企画／鈴木雅明
子どもの睡眠・呼吸障害─病態・合併症・治療─

No.231　編集企画／松原 篤
耳鼻咽喉科医が頻用する内服・外用薬
　　─選び方・上手な使い方─　増刊号　5,400 円＋税

No.232　編集企画／平野 滋
せき・たん─鑑別診断のポイントと治療戦略─

No.233　編集企画／内田育恵
耳鼻咽喉科と認知症

No.234　編集企画／山中敏彰
メニエール病─押さえておきたい診断・治療のコツ─

No.235　編集企画／岩井 大
"みみ・はな" 私の day & short stay surgery
　　─適応と限界─

No.236　編集企画／市川銀一郎
早わかり！耳鼻咽喉科診療ガイドライン, 手引き・マニュアル
　　─私の活用法─　増大号　4,800 円＋税

No.237　編集企画／和田弘太
耳鼻咽喉科外来でみる小児アレルギー疾患

No.238　編集企画／梅野博仁
咽喉頭逆流症─診断・治療のポイント─

No.239　編集企画／堤 剛
耳鼻咽喉科領域の痛みのすべて─訴えにどう対応するか─

No.240　編集企画／鈴木賢二
知っておくべき耳鼻咽喉科領域における医薬品副作用

No.241　編集企画／竹野幸夫
"はなづまり" を診る

No.242　編集企画／鈴木光也
小児のみみ・はな・のど救急対応─治療と投薬─

No.243　編集企画／大谷真喜子
耳鼻咽喉科医に必要なスポーツ診療の知識

No.244　編集企画／羽藤直人
耳鼻咽喉科の問診のポイント
　　─どこまで診断に近づけるか─　増刊号　5,400 円＋税

No.245　編集企画／本間明宏
私の新しい耳鼻咽喉科診療スタンダード
　　─10〜20 年前とどう変わったか─

No.246　編集企画／志賀清人
頭頸部癌免疫療法の最前線

No.247　編集企画／池園哲郎
耳鼻咽喉科診療の新しいテクノロジー

No.248　編集企画／神田幸彦
補聴器・人工中耳・人工内耳・軟骨伝導補聴器
　　─聞こえを取り戻す方法の比較─

No.249　編集企画／將積日出夫
エキスパートから学ぶめまい診療
増大号　4,800 円＋税

No.250　編集企画／藤枝重治
詳しく知りたい！舌下免疫療法

No.251　編集企画／三輪高喜
味覚・嗅覚の診療 update

No.252　編集企画／原 浩貴
高齢者の誤嚥をみたらどうするか

No.253　編集企画／小林一女
聴覚検査のポイント─早期発見と適切な指導─

通常号⇒2,500 円＋税
※No.207 以前発行のバックナンバー,
　各目次等の詳しい内容は HP
　（www.zenniti.com）をご覧下さい.

次号予告

患者満足度 up！
耳鼻咽喉科の適切なインフォームド・コンセント

No.255（2021 年 3 月号）

編集企画／秋田大学教授　　　　　　山田武千代

嗅覚障害の治療における
　インフォームド・コンセント　森　　恵莉
アレルギー性鼻炎の治療における
　インフォームド・コンセント　意元　義政
好酸球性副鼻腔炎の治療における
　インフォームド・コンセント　戸嶋　一郎
味覚障害の診断と治療における
　インフォームド・コンセント　田中　真琴
補聴器装用における
　インフォームド・コンセント　西村　忠己
耳管開放症の診断と治療における
　インフォームド・コンセント　大島　猛史
良性発作性頭位めまい症における
　インフォームド・コンセント　角南貴司子
耳下腺腫瘍の診断と治療における
　インフォームド・コンセント　東野　正明
内視鏡下咽喉頭手術における
　インフォームド・コンセント　川嵜　洋平ほか
頸部郭清術における
　インフォームド・コンセント　家根　旦有

編集顧問：	本庄　　巌	京都大学名誉教授
編集主幹：	小林　俊光	仙塩利府病院 耳科手術センター長
	曾根 三千彦	名古屋大学教授
	香取　幸夫	東北大学教授

No. 254　編集企画：
　白崎英明　北円山耳鼻咽喉科アレルギー
　　　　　　クリニック院長

Monthly Book ENTONI　No.254

2021 年 2 月 15 日発行（毎月 1 回 15 日発行）
　　定価は表紙に表示してあります.
　　　　Printed in Japan

発行者　　末　定　広　光
発行所　　株式会社　全日本病院出版会
〒 113-0033 東京都文京区本郷 3 丁目 16 番 4 号 7 階
　　　電話（03）5689-5989　Fax（03）5689-8030
　　　郵便振替口座 00160-9-58753

印刷・製本　三報社印刷株式会社　　電話（03）3637-0005
広告取扱店　㈱日本医学広告社　　　電話（03）5226-2791